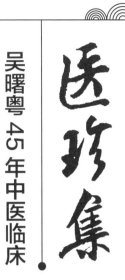

医珍集

吴曙粤 45 年中医临床
学习及运用经验汇编

吴曙粤 主编

广西科学技术出版社
·南宁·

图书在版编目（CIP）数据

医珍集：吴曙粤45年中医临床学习及运用经验汇编 / 吴曙粤主编. —南宁：广西科学技术出版社，2022.8（2025.3重印）

ISBN 978-7-5551-1739-1

Ⅰ.①医… Ⅱ.①吴… Ⅲ.①小儿疾病—中医临床—经验—中国—现代 Ⅳ.①R272

中国版本图书馆CIP数据核字（2022）第065386号

YI ZHEN JI　WU SHUYUE 45 NIAN ZHONGYI LINCHUANG XUEXI JI YUNYONG JINGYAN HUIBIAN

医珍集　吴曙粤45年中医临床学习及运用经验汇编

吴曙粤　主编

责任编辑：罗　凤		责任校对：冯　靖	
版式设计：梁　良		责任印制：韦文印	

出版人：卢培钊　　　　　　　　出版发行：广西科学技术出版社
社　　址：广西南宁市东葛路66号　邮政编码：530023
网　　址：http://www.gxkjs.com　　编辑部：0771-5880461

经　　销：全国各地新华书店
印　　刷：广西民族印刷包装集团有限公司
开　　本：787 mm×1092 mm　1/32
字　　数：190千字　　　　　　印　　张：7.25
版　　次：2022年8月第1版　　印　　次：2025年3月第4次印刷
书　　号：ISBN 978-7-5551-1739-1
定　　价：168.00元

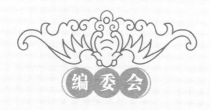

序

  有幸拜读邕州名医吴曙粤主任医师主编的《医珍集》，十分高兴。吴曙粤医师早年毕业于同济医科大学，虽然受到西医的教育，但他热衷于中医药，因此，后来又考取了广西中医药大学中西医结合研究生，从此奠定了他的中医药事业的理论基础。

  作为医师，如果仅仅满足于学校的知识，是很不够的。吴曙粤医师的业绩就是一个例子。他认真研读中医经典，并付诸临床实践，读者将从《医珍集》中发现，如果仅仅把理论束之高阁，则不可能有如此翔实的临床心得和扎实的经典阅读能力。孔子曾说过："我非生而知之者，好古，敏以求之者也。"读者将从吴曙粤医师的著作中了解到他对古籍经典的体会和在临床实践的巧妙运用。无论是他的《医珍集》，还是他所带教的硕士研究生，无不彰显他运用古籍经典结合临床实践经验的智慧。

  习近平总书记强调，要遵循中医药发展规律，传承精华，守正创新。吴曙粤医师的《医珍集》无疑是一部"传承精华，守正创新"的大作。借用毛主席词《卜算子·咏梅》："风雨送春归，飞雪迎春到。已是悬崖百丈冰，犹有花枝俏。俏也不争春，只把春来报。待到山花烂漫时，她在丛中笑。"这正是吴曙粤医师《医珍集》的写照。

斯为序。

韦以宗

2021 年 5 月 1 日
于广西南宁市中南医院整脊中心

前言

我自幼生活在中医的环境中，从小目睹耳闻中医治疗的案例和奇闻。1975年开始在课余时间随家父外出给患者针灸治疗，1976年初中三年级准备"上山下乡"时在学校选学的是中医学。1978年应届高考，高考后我报的志愿都是医学类的大学，最终有幸被武汉医学院（现为华中科技大学同济医学院）录取。1983年我完成了5年的西医专业大学本科学习，回到南宁市的医院工作。

回到南宁市后，我继续学习和实践中医，尤其是我父亲1986年退休后开了一家中医诊所，与其他民间中医师的交流，更有利于我吸收民间中医的知识，并将中医及针灸理论付诸实践。

经过自学中医课程，完成了广西中医药大学中西结合研究生课程并毕业，参加了广西西医学习中医高级研修班，完成全科医学培训后执业范围加注全科医学专业，我形成了自己的一套中医诊疗方法，在临床上有较好的疗效，并且获得2项中药的国家发明专利。我在医院分管广西医科大学第五附属医院本科和研究生的教学工作，获较多自治区级和市级科研立项、科技进步奖及广西卫生适宜技术推广奖，有幸成为广西医科大学和广西中医药大学两所大学的硕士生导师，同时带教西医和中医的研究生，共有中西医研究生9名，都已获得硕士学位。有幸结识浙江道教学院副院长谢泃（谢嗣尚），多次参加了天台道医大会，与全国各地的道医爱好者进行了中医方面的交流，也学到了很多道教南宗的保健养生方法和道家的医学理念，还到浙江道教学院给学院里道医班的学生教授中医课，被聘为该院的中医学客座教授。2019年出版了《道家南宗养生》一书。在我的中医实践中，目前一共收了49位拜师的中医弟子。

2020年3月，我60岁退休，会同我的部分弟子开始编著本书。书名"医珍集"，由我的弟子王展亮手书。本书包含我学习中医理论的体会及对中医诊疗体系构建的初步设想；40多年学习和运用针灸的体会；学习清朝李守先的针灸专著《针灸易学》的体会及其运用的发挥，尤其是该章中收录了樊家文老师和我弟子杨晓艳对象形针灸学部分穴位的体会，体现了他们对于针灸穴位的理解和追求；书中还介绍了部分我治疗儿科疾病的中医经验和部分中医临床选方经验及验方；本书附录部分分享了我28位弟子的治病经验，目的是传播中医知识和中医治病的技能。

本书出版之际，有幸请到首都名医、"中国整脊之父"韦以宗教授作序，非常感谢韦老在百忙中抽出宝贵的时间给予指导！最后，愿本书的出版能够有益于广大中医爱好者和中医实践工作者，对传播中医文化起到一点点作用。

吴曙粤

2021年5月15日

目录

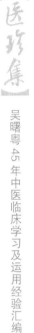

【第一章】 中医理论学习

第一节　中医学的阴阳学说

一个合格的中医一定会时时刻刻想到阴阳。每一种病都可以分出阴阳，可从各个方面去理解、认识及运用阴阳。阴阳者，寒热也，以水火分阴阳。在临床上能够时刻分清楚阴阳才不会忘记初心。

一、阴阳的概念

阴阳的概念是什么？《黄帝内经·阴阳应象大论》篇曰："阴阳者，天地之道也，万物之纲纪，变化之父母，生杀之本始，神明之府也。治病必求于本。故积阳为天，积阴为地。阴静阳躁，阳生阴长，阳杀阴藏。阳化气，阴成形。寒极生热，热极生寒。寒气生浊，热气生清。清气在下，则生飧泄；浊气在上，则生䐜胀。此阴阳反作，病之逆从也。"

这段文字我的理解如下：阴阳，一分为二，是万物生长消亡变化的纲领，亦是事物变化的根本，万物之生杀都以阴阳为本始。阴阳为神明之府，或本于阴或本于阳，治病最后是调阴阳。"阳生阴长，阳杀阴藏"，按照张介宾注："此即四象之义，阳生阴长，言阳中之阳阴也；阳杀阴藏，言阴中之阴阳也。盖阳不独立，必得阴而后成，如发生赖于阳和，而长养由乎雨露，是阳生阴长也。阴不自专，必因阳而后行，如闭藏因于寒冽，而肃杀出乎风霜，是阳杀阴藏也。此于对待之中，而复有互藏之道，所谓独阳不生，独阴不成也。"通过对原文的阅读和理解，可提高医者对阴阳概念重要性的认识。

二、阴阳学说的基本内容

阴阳学说的基本内容包括了阴阳的一体观、阴阳的对立制约、阴阳互根互用、阴阳交感与互藏、阴阳的消长和转化、阴阳的自和与平衡等。

（一）阴阳的一体观

阴阳虽然对立相反，但每个事物中都存在阴阳，因此，要用阴阳一体观来看待每个事物。在一个统一体中，阴阳双方相互依赖而存在，任何一方都不能脱离另一方而单独存在，即阴阳相互依存；统一体中的阴阳双方，每一方都含有另一方，即阴阳互藏。

（二）阴阳的对立制约

阴阳是一个统一体，但二者之间存在着相互抑制、排斥、牵制的关系。自然界中的一切事物，客观上都存在对立相反的阴阳两个方面，这两个方面的属性是相反的、矛盾的。属性相反的阴阳双方在同一个统一体中，必然产生相互斗争、相互制约和相互排斥。阴阳的相互对立制约，维持了阴阳的动态平衡。

（三）阴阳互根互用

阴阳互根是指事物或现象中相互对立的阴阳两个方面，具有相互依存、互为前提的关系，阴和阳任何一方都不能脱离对方而独立存在，且每一方都以另一方作为自己存在的条件或前提。阴阳互用是指阴阳在相互依存的基础上，还可表现出相互滋生、相互为用的特点。

（四）阴阳交感与互藏

阴阳交感是指阴阳二气在运动中相互感应，即处于不断地相互影响、相互作用的过程之中。阴阳互藏是指相互对立的阴阳双方中的任何一方都含有另一方，即阴中藏阳、阳中藏阴，故又称阴阳互寓、阴阳互合。

（五）阴阳的消长和转化

阴阳的消长是阴阳之间对立制约、矛盾运动的结果，是阴阳运动的主要形式之一。其表现形式有两种，一是阴阳对立制约关系，二是阴阳互根互用关系。阴阳的转化是指事物或现象的阴阳属性，在一定的条件下可以向其对立面转化。阴阳的相互转化是阴阳运动的另一种基本形式。

（六）阴阳的自和与平衡

阴阳自和是指阴阳双方自动维持和调节，以恢复其协调平衡状态的能力和趋势。阴阳自和是阴阳的本性，是阴阳双方自动地向最佳目标运动和发展，是维持事物或现象协调发展的内在机制。阴阳平衡是指阴阳双方在相互斗争、相互作用中处于大体均势的状态，即阴阳协调和相对稳定状态。通过彼此之间随时发生着的消长和转化，从而使阴阳双方维持着相对稳定的关系。

三、通过易经学说理解阴阳

"太极生两仪"是两极阴阳分化的最初始状态，也是最一般和最本质的事物发展变化原理。阴阳两仪存在于太极之中，我们可以从太极开始迈进阴阳之门。阴阳是从太极之中产生出来的互体，阴阳两仪就是两种不同的仪式。"仪"有仪式、模式、图式、形式等含义。"两仪"就是两种图式和符号，太极中的黑色表示阴仪，其符号为"－－"；白色表示阳仪，其符号为"—"。阴仪代表了偶数、阴暗、反向、安静、黑色、温柔、内在、负数、仰上、空虚、右边、刑杀、

医珍集

吴曙粤 45 年中医临床学习及运用经验汇编

关闭等一系列含义；阳仪代表了奇数、光明、正向、运动、白色、刚强、外在、正数、俯下、实际、左边、德生、开放等一系列含义。不管阴阳如何变化，归根结底总是归为"一"。所以它是一个对立的统一体。而"两仪生四象"又是什么意思呢？就是阳又分为小的阴阳，阴也分为小的阴阳，即少阳、太阳、少阴、太阴。"四象生八卦"也可以理解为再细分阴阳的一种方式，可以类推下去。

四、区分阴阳及其相互关系

（一）区分阴阳

首先，从中医阴阳病症区分阴阳。①阴证：面色暗淡，精神萎靡，身倦肢冷，气短懒言，口不渴，尿清便溏，舌淡，脉沉细无力。②阳证：面红身热，神烦气粗，声大多言，口渴饮冷，尿赤便干，苔黄，脉数有力。③阴虚：由于阴液不足，"阴虚生内热"所致。主证为低热颧红，手足心热，盗汗，口燥咽干，尿少而黄，大便秘结，舌红无苔，脉细而浮有力，重取则无脉。④阳虚：由于阳气不足，"阳虚则生寒"所致。主证为畏寒肢冷，疲倦乏力，自汗，小便清长，夜间尿多，大便溏薄，苔白，舌质淡，脉细无力。即从虚实（或水火）分阴阳，阴病用阴药，阳病用阳药。

其次，从六经辨证区分阴阳：太阳、少阳、阳明、太阴、少阴、厥阴。从证更细分阴阳。

其三，从寸口脉分阴阳：左手心肝肾属阴，右手肺脾命属阳。

其四，从经络来分阴阳：阳经和阴经所属部位的证可分阴阳，便于诊断和治疗。

其五，从中药的温热寒凉（寒热）来分阴阳。

最后，还可以从人的体质分阴阳。

（二）阴阳的相互关系

阴阳的相互关系是阴阳学说的核心内容之一。由于人们对阴阳的实质认识不清，未能区分"抽象阴阳"与"具体阴阳"，因此对阴阳关系的认识至今仍然属于比较"混沌"的状态。我们可从以下三方面对阴阳的关系进行分析。

（1）阴阳属性的绝对性。事物的总体属性未变，或比较的对象或层次未变，它的阴阳属性是固定不变的，此即阴阳属性的绝对性，主要表现在其属阴属阳的不可变性，例如水和火，水阴火阳，其属性固定不变，不可反称。

（2）阴阳属性的相对性。它表现在一定的条件下阴阳可以向其相反的方向转化，即阴可以转化为阳，阳可以转化为阴。

（3）阴阳的无限可分。事物或现象的阴阳两方面随着归类和划分条件及范围的规范，可以无限地一分为二，即阴阳的每个方面又可以再分阴阳。

第二节　中医五行学说

中医五行学说是一个模型。五行的属性及相生相克在临床上有实际的意义。人得五行之和顺而康健，人失五行之和顺则患病，人五行之某一行缺绝则无治。然则，人所以病者，不外乎五行之太过或不及。五行调治，不外乎抑其太过，扶其不足。《黄帝内经》论述了五行太过之克制："木得金而伐，火得水而灭，土得木而达，金得火而缺，水得土而绝，万物尽然，不可胜竭。"酸助肝，肝太过则乘脾土；咸助肾，肾太过则乘心火；甘助脾，脾太过则乘肾水；

辛助肺金，肺金太过则乘肝伤筋。五行不及之补法："心欲苦，肺欲辛，肝欲酸，脾欲甘，肾欲咸，此五味之所合也。"五行不及补母之法："心色赤，宜食酸（酸合于木，补木即助心火）；肾色黑，宜食辛（辛合于金，补金即助肾水）。"五行补母泻子之法可用于中药开方和针灸（补脏泻腑），预防传变可实其子，如见肝之病当实其脾。

阴阳与五行，两者互为辅成，五行必合阴阳，阴阳说必兼五行。阴阳五行是中国古典哲学的核心，为古代朴素的唯物哲学。任何事情都可以一分为二，这就是阴阳。道生一，一生二，二生三，三生万物。阴阳相合，万物生长，在天形成风、云、雷、雨各种自然现象，在地形成河海、山川等大地形体，在方位则是东、西、南、北四方，在气候则为春、夏、秋、冬四季。有了东、南、西、北、中，春、夏、长夏、秋、冬，如此一来阴阳便自然而然转化为五行。阴阳和五行必然是同时存在的，只是阶段与程度的不同罢了。

一、人类体质的五行分类

五行分类实际上就是依据五行的特性，从人体的肤色、形体、行为举止、性格表现、心理特征、环境气候的适应性、对某些疾病的易罹性等角度出发，将体质整理划分为木行人、火行人、土行人、金行人、水行人五种不同的类型；再将其与五音相比较，根据五音太少、阴阳属性、手足三阳经的左右上下、气血多少等方面系统论述，将木、火、土、金、水中的每一类型，再划分五类，即成为二十五种体质类型。五行分类的理论架构宏观，从形体、心理、病理倾向等方面判断患者比较符合哪种体质类型，也是《黄帝内经》中最系统、全面的一种分类法，对后世医学研究体质分类有很大启发。

在众多体质分类法中，《黄帝内经》提出的阴阳二十五人分类法，是多维度探究体质的分类法，理论架构也比较合理全面。这种方法是根据人的脸形、体形、肤色、情感反应、性格静躁、对季节气候的适应能力，以及对某些疾病的易罹性和倾向性等特征，将人分为木、火、土、金、水五大体质类型。每种体质类型又按阴阳属性和八纲辨证划分为三型，即平性（生理状态）、阴性（病理状态）、阳性（病理状态）。平性为"阴平阳密"，指平和、不偏不倚的生理体质状态。以此为基础，又可划分"太过"和"不及"。"太过"为阳性病理体质状态，为太过、热证、实证；"不及"为阴性病理体质状态，为不及、寒证、虚证。

通过这样的分类方法，将生理体质和病理体质状态有机联系起来，通过五行原理解释说明五行人的组织结构、生理状态和病理变化，将其临床表现具体化、客观化、标准化，使得中医体质辨识、疾病预防、临床诊治、康复保健、养生干预一脉贯通。

二、五行学说

古人在对木、火、土、金、水五种物质的朴素认识的基础上，逐渐形成了抽象的哲学概念。

木的特性：古人称"木曰曲直"，"曲直"是指树木的生长形态为枝干曲直，向上向外周舒展。进而引申为具有生长、升发、条达、舒畅等作用的事物，均归属于"木"。

火的特性：古人称"火曰炎上"，"炎上"是指火具有温热、上升的特性。进而引申为具有温热、升腾等作用的事物，均归属于"火"。

土的特性：古人称"土爰稼穑"，"稼穑"是指农作物的种植和收获。土具有载物、生化的特性，故称"土载四行"，为万物之母。进而引申为具有生化、承载、受纳等作用的事物，均归属于"土"。

金的特性：古人称"金曰从革"，"从革"是指"变革"的特性。

医珍集

吴曙粤45年中医临床学习及运用经验汇编

进而引申为具有清洁、肃降、收敛等作用的事物，均归属于"金"。

水的特性：古人称"水曰润下"，"润下"是指水具有滋润和向下的特性。进而引申为具有寒凉、滋润、向下运行等作用的事物，均归属于"水"。

五行代表的事物如下：

木：肝、胆、目，情志怒，味道酸，青色食品。

火：心、小肠、舌，情志喜，味道苦，红色食品。

土：脾、胃、口，情志思，味道甘甜，黄色食品。

金：肺、大肠、鼻子，情志悲，味道辛，白色食品。

水：肾、膀胱、耳朵，情志恐，味道咸，黑色食品。

木、火、土、金、水五行存在着有序滋生、助长和促进的作用。水生木，木生火，火生土，土生金，金生水。从五行相生关系来说，五行中的任何"一行"，都存在着"生我"和"我生"两个方面的联系。"生我"和"我生"，在《难经》中比喻为"母"和"子"的关系。"生我"者为"母"，"我生"为"子"，所以五行中的相生关系又可称作"母子"关系。如以火为例，木生火，火生土，故"生我"者为木，"我生"者为土，即木为火之"母"，土为火之"子"，也就是木与火是"母子"，而火和土又是"母子"。

水克火，火克金，金克木，木克土，土克水。从五行相克关系来说，五行中的任何一行，都存在着"克我"和"我克"两方面的联系。在《黄帝内经》中称作"所不胜"和"所胜"，即"克我"者为"所不胜"，"我克"者为"所胜"。以火为例，水克火，火克金，故"克我"者为水，"我克"者为金。

中医理论中五行、五气、五脏、五味、五色，彼此相侮相乘，相生相克。相生与相克是不可分割的两个方面，"无生则发育无由，无制则亢而为害"。正因为事物之间存在着相生和相克的联系，自然界才能维持生态平衡，人体才能维持生理平衡，"制则生化"，也称为不克不生。

　　根据五行的特性对各种事物进行归类，方法有二：其一，取象比类法，即将事物的性质和作用与五行的特性相类比，推演得出事物的五行属性；其二，推演络绎法，即根据已知的某些事物的五行属性，推演至其他相关的事物，以得知这些事物的五行属性。

　　中医五行相生的运用尚可参照《黄帝内经·阴阳应象大论》第五篇的说法。木（肝），按照"东方生风，风生木，木生酸，酸生肝，肝生筋，筋生心……"的说法，治疗上要补"心"，可以用酸性中药生肝、生筋，再生"心"，针刺上心经的"木"穴贴筋或刺筋而生"心"。火（心），按照"南方生热，热生火，火生苦，苦生心，心生血，血生脾……"的说法，从"心"生"脾"要经过心生血，血才生脾，治疗上要用补气血中药（生血的中药）或心经的"火"穴才能补脾。土（脾），按照"中央生湿，湿生土，土生甘，甘生脾，脾生肉，肉生肺……"的说法，中医"土生金"的治疗需用甘味的中药，民间医师的治疗方法往往是中草药加上一块猪肉一起煮，提高疗效，针灸穴位治疗不用"贴骨贴筋"。金（肺），按照"西方生燥，燥生金，金生辛，辛生肺，肺生皮毛，皮毛在肾……"的说法，中医"金生水"的治疗一是需解表，二是针刺需浅刺。水（肾），按照"北方生寒，寒生水，水生咸，咸生肾，肾生骨髓，髓生肝……"的说法，中医"水生木"的治疗一是用咸味中药补肾，通过补肾生骨髓，再生肝，二是针刺时针尖要刺到骨。另外，临床上对于难治的疾病，可以查看患者先天五行，即看其出生时的年、月、日、时所对应的五行属性，再用相应的元素（中药或穴位）补泻进行治疗。

　　综合来说，中医诊疗之中处处彰显着阴阳五行的特点，或直接以阴阳五行为运用，或间接以阴阳五行为基础。中医五行的相生相克可以按照《黄帝内经·阴阳应象大论》所述的五行来进一步理解和运用。

三、五行之论治

对于五行的论治，应当先明确五行之间有何关系。通常将五行之间的关系概括为生、克、乘、侮。其实，这样概括既不够完善，也不够系统和有条理。何者为乘？即克之过，克与乘不当并列，若并列则如同大标题和小标题并列；侮与克亦不当并列，若并列则亦如同大标题和小标题并列。故克、乘、侮三者其实都来源于克。

五行制化的规律：五行中一行亢盛时，必然有所制约，以防止亢而为害，即生中有克制，在克制中求发展。具体来说，木生火，火生土，而木又克土；火生土，土生金，而火又克金；土生金，金生水，而土又克水；金生水，水生木，而金又克木；水生木，木生火，而水又克火，如此循环。所谓"制则生化"，是说木能制土，火才能生化；火能制金，土才能生化；土能制水，金才能生化；金能制木，水才能生化；水能制火，木才能生化。也就是说，母气能制自己所胜，则子气方能得母气之滋养而起生化作用。相生相克、克中有生，无克无生。如木克土生水，自然界可以看到水塘中是没有树木的，树木大多是围着水塘边生长，可以理解为水塘中的水需要通过水塘边的泥土相"克"才能"生"出树木。

理解五行的"克"与"生"的关系，可以列出五行"生"的线性图：木→火→土→金→水→木。也可列出五行"克"的线性图：木→土→水→火→金→木。其实，五行之间每一行和其他任何一行的关系只有两种：一是相生的关系，如火和土及金的关系，金和水及木的关系，这种关系就是"生"的关系；二是相克的关系，如木和土及水的关系，土和水及火的关系，这种关系就是"克"的关系。所以，五行之间从大的分类来讲就只有"生"和"克"这两种关系。

我们分析"生"和"克"这两种关系，可再进一步衍生出"乘"和"侮"。

"乘"是"克"得过分、太过；"侮"是"克"得不够、不及，以致形成反方向的"克"。如火不及、金相对太过而反克火，水不及、火相对太过而反克水，余类推。

同理，"生"是滋长、资助，是相生两行即母行对子行（如火对土、土对金等）的基本关系。如同克的关系有不正常的乘、侮一样，在生的关系中也有不正常的关系。其一是"传"。何谓"传"，传即传承，母行之病传给子行（如火先有病，然后累及土病；或土先有病，然后累及金病，余类推）。其二是"累"。何谓"累"，累即拖累，子行之病累及母行（如火先有病，然后累及木病；土先有病，然后累及火病，余类推）。其三是"耗"（消）。何谓"耗"，耗即消耗，所谓"子盗母气"，即子行过度消耗母行（如火行太过导致木行过度消耗，余类推）。

如同"生"这种关系有三个分支一样，在"克"的关系中，除了乘、侮，还有一种关系：泄。何谓"泄"，即克制其余某一行时，由于发挥克制作用而消减了本行之气。如火在克制金时消减了火之气，土在克制水时消减了土之气，余类推。

综上，五行关系有两纲：生、克。两纲各分四支，生包括生、传、累、耗（消），克包括克、乘、侮、泄。

生：脾胃属土，肺、大肠属金。食入于胃，达于脾，脾将谷气上达于肺，胃将浊厚之物下达于大肠，是谓土生金，余类推。

传：脾生痰，上传于肺，则肺中痰多。

累：肺属金，瘦者肉少也，脾土虚也。大肠因泻而处于中空状态，且胃部亦空，所谓前心贴后心，金虚导致土虚。

耗（消）：大肠乃传导之官，大肠泄泻日久，人乃消瘦，瘦者肉少，脾主肉，是大肠金病累及土病。

克：人所摄入之食，需氧化生成热量和能量。

乘：如水气上泛之水气凌心即是，肝木克脾土亦是。

侮：如火盛致肾水亏乏，上见口舌生疮，下见小便短赤热涩即是。

泄：如身寒、脚肿予肉桂等火热之药，身大热、脉洪予白虎汤。

第三节　藏象学说的学习和理解

　　藏象学说是中医的解剖学、生理学及病理学基础，学习藏象学说对中医师提高临床水平非常重要。藏象学说主要包括三个方面内容：一是人体脏腑的生理结构和生理功能；二是脏腑的病理变化；三是脏腑的互相关系，也就是五行相生相克的整体关系。藏象学说是从整体观出发的，不是局部的。藏象学说认为，五脏都是有联系的，强调对人体进行观察和研究人生命的生理变化规律。藏象学说反映的是活体的病理现象，即人生病后五脏的变化，是对望、闻、问、切四诊及其他证的观察。

　　藏象学说是中医研究人体脏腑生理功能和病理变化规律及脏腑相互关系的学说。藏象学说旨在通过人体外部的征象来探索内脏活动规律，进而有效地指导养生防病、疾病诊治与康复，是中医学理论体系的核心内容。藏象学说的构建，既有解剖方法获得的直观认识，又有整体观察方法所把握的宏观生命规律。因此，藏象学说的脏腑概念，不仅包含了解剖学的形态和部位，更重要的是涵盖了人体生理功能系统的概念。

　　中医的藏象，又称"脏象"，指脏腑生理功能、病理变化表现于外的征象。"藏象"一词，首载于《素问·六节藏象论》，内容涉及人体形态结构、脏腑的生理活动和相关的神志活动、形体官窍、自然环境因素等。

　　"藏"，指藏于体内的脏腑与脏腑之气及其运动，包括五脏（心、肺、脾、肝、肾）、六腑（胆、胃、小肠、大肠、膀胱、三焦）和奇

13

恒之腑（脑、髓、骨、脉、胆、女子胞）。由于五脏是人体生命活动的中心，六腑和奇恒之腑可分别统归于五脏的功能范畴，故"藏"实际上是以五脏为中心的五个生理功能系统。

"象"，指外在的现象和比象。其含义有二：一指表现于外的生理病理现象；二指以五脏为中心的五个生理功能系统与外界事物或现象相类所获得的比象，如心气通于夏，"南方赤色，入通于心"等。中医学认为"有诸内，必形于外"。所以，可以通过观察外在的征象来研究内在脏腑的功能活动，从而探寻其生理、病理变化规律，即所谓"视其外应，以知其内脏"。一般来说，任何外在的表象都有其内在的依据，而外界环境的各种变化与脏腑功能活动也存在着一定的关联性。

"藏象"把"藏"与"象"统一起来，集中反映了中医学对生命活动的独特认识方法，即通过"以象测藏"来认识和把握内在脏腑的功能状态。"藏象"是中医学特有的概念，与脏器的概念不同。在藏象学说的构建过程中，大体解剖与整体观察以及"以象测藏"等特殊的认识方法，决定了"藏"的概念是在形态结构基础上又赋予了功能系统所形成的认识。如心的形态及其"主血脉"的功能，无疑主要是通过解剖观察获得的认识，而其"藏神"的功能则是通过整体观察所赋予的。西医的脏器概念主要基于解剖学的器官，其结构以实体性脏器为基础，对功能的认识也是从分析其器官而获得。所以，中医的"藏"与西医的"器官"在称谓上虽大致相同，但其内涵却有很大的差异。

从中医藏象学说中对五脏（心、肺、脾、肝、肾）的概念、生理特点和各脏所司的功能及彼此协调维持人体生命的认识来看，藏象学说的核心是反映人这一生命有机体机能的变化和脏腑本质变化的学说和理论。藏象学说包含三个方面：第一，中医藏象学说强调脏腑是人的有机联系的整体，除了本身藏象外，与外界、自然界、社会还有密切关系；第二，五脏统帅了全身，藏象学说以五脏为中心形成五大功能的体系，这就是中医的整体观；第三，藏象学说将生理的与病理的情况结合起来，比如肝主筋为生理，若肝伤了气而影响心肾相交，即为病理，这样调肝就可以了。另外，看到某一脏的时候，不要单纯看到该脏的实体，而要看到那一脏的功能或气，也就是脏的"阳"，如肾阳肾气、脾阳脾气、肝阳肝气、肺阳肺气、心阳心气，这对于中医师在临床诊疗中有很好的指导作用。

下面分别对五脏进行阐述。

一、心

心在三焦分类上属于上焦。心位于胸中，两肺之间，膈膜之上，外有心包络卫护。心在五行属火，为阳中之太阳。心系统包括：心藏神，在志为喜，在体合脉，其华在面，在窍为舌，在液为汗，与夏气相通应。心与小肠通过经络构成表里关系。心主宰人的整个生命活动，故称心为"君主之官""生之本""五脏六腑之大主"。在临床上对于中医基础的运用要注意以下几方面。

（一）心主通明和心火宜降

心为阳中之太阳，分为心阳和心阴。两者相协调才能使心脉畅通，心神清明。临床表现为心阳不足时，可导致血液运行迟缓，瘀滞不畅，引起精神委顿，神志恍惚；临床表现为心阴不足时，则可导致血行加速与心神不宁，出现心悸、心烦、失眠等症。人身之火，有君火、相火之分。心为君主之官，故称君火。相对君火而言，肝、肾为相火。由于肝与胆、肾与膀胱、心包络与三焦具有脏腑表里关系，故胆、膀胱、心包络和三焦的火都可称为相火。心火宜降是指其下行以温肾阳，使人体上部不热，下部不寒，维持心肾两脏的水火阴阳平衡协调。如肝郁导致心阳不能下行温煦肾阳，临床上可出现上热下寒的阴阳失调病证。

（二）心主血脉及心在体合脉，其华在面

心主血脉，指心气推动血液运行于脉中，流注全身循环不休，发挥营养和濡润作用。心主血脉包括主血和主脉两个方面。心主血的基本内涵是指心气推动和调控血液运行，输送营养物质于全身各脏腑、形体、官窍的作用。人体脏腑组织以及心脉自身生理功能的正常发挥皆有赖于血液的濡养。血液运行与五脏功能密切相关，其中心的搏动作用尤为重要。如心率低于60次/分，可以考虑有无心肺功能的问题，看看有无心肺瘀血的表现；如心率大于85次/分，可以考虑有无心脏负担过重的问题，给予相应的治疗，如针刺内关穴和足三里穴，或用瓜蒌薤白汤加味。心主脉指心气推动和调控心脏的搏动，维持脉道通利的作用。心气充沛，心阴与心阳协调，心脏有节律地搏动，脉道通利，血运流畅。心主血脉的功能是否正常，可从心胸部感觉、面色、舌色、脉象反映出来。心主血脉功能正常，则心胸部舒畅，面色红润有光泽，舌质淡红，脉和缓有力；若心气不足，推动血液无力，则见心悸怔忡，胸闷气短，面色无华，舌质淡，脉虚无力等。

（三）心主神明、心藏神及心在志为喜

心主神明指心具有主宰五脏六腑、形体官窍等生命活动，以及意识、思维等精神活动的功能。这是整个人体生命活动的主宰和总体现，故情志所伤，首伤心神，次及相应脏腑，导致脏腑气机紊乱。心藏神是强调心对各种精神活动具有统领作用。心在志为喜即喜乐的人心血和心气充沛。临床上对于肿瘤病人，首先要"调心"，即要让其保持心情愉悦。

（四）心开窍于舌

心开窍于舌指舌为心之外候，五官的望诊中舌代表心。舌主司

味觉，表达语言。心的经脉上通于舌，舌主司味觉和语言的功能均有赖于心主血脉和藏神的生理功能。功能正常则舌体红活荣润，柔软灵活，味觉灵敏，语言流利。若心血不足，则舌淡；心火上炎，则舌红生疮；心血瘀阻，则舌质紫暗，或有瘀斑。若心主神明的功能失常则可见舌强、语謇，甚或失语等。

（五）心在液为汗

汗是五液之一。心气、心血为汗液化生之源，故称心在液为汗。津血同源，故又有"汗血同源""汗为心之液"之说。此外，汗液的生成与排泄又受心神的主宰与调节。大汗可大量耗散津液，致心气或心阳无所依附而亡失，出现心气脱失或心阳暴脱的危候。

二、肺

肺在三焦之中分属于上焦，位于胸腔，左右各一，覆盖于心之上。肺有分叶，"虚如蜂巢"。肺经肺系（气管、支气管等）与喉、鼻相连，故称喉为肺之门户，鼻为肺之外窍。肺在五行属金，为阳中之少阴。肺系统包括：肺藏魄，在志为悲（忧），在体合皮，其华在毛，在窍为鼻，在液为涕，与自然界秋气相通应。肺与大肠构成表里关系。肺具有治理调节全身气、血、津液的作用，概括为"肺主治节"，如《素问·灵兰秘典论》说："肺者，相傅之官，治节出焉。"在临床上对于中医基础的运用要注意以下几方面。

（一）肺为华盖，肺藏魄，其志为忧（悲）

肺位于上焦的胸腔，覆盖五脏六腑，位置最高，藏魄，因而有"华盖"之称，能保护诸脏免受外邪侵袭。因此，治疗难治病要考虑到补肺，启用其"相傅之官"的作用。

（二）肺为娇脏，喜润恶燥

肺清虚娇嫩，易受邪袭。肺体清虚，不耐寒热，不容异物。肺主呼吸，外合皮毛，在窍为鼻，与外界相通，外感六淫之邪从皮毛或口鼻而入，常易犯肺而为病。其他脏腑病变，亦常累及于肺。故临床上治疗肺的疾患，用药以轻清、宣散为贵，过寒、过热、过燥之剂皆所不宜，治法多以润肺为主，可用麦冬、天冬及沙参等。

（三）肺气宣降

肺气宣降指肺气向上、向外宣发与向下、向内肃降的相反相成的运动。主要体现在三个方面：一是呼出体内浊气；二是将脾传输至肺的水谷精微和津液上输头面诸窍，外达皮毛肌腠；三是宣发卫气于皮毛肌腠，以温分肉，充皮肤，肥腠理，司开阖，并将津液化为汗液排出体外。

（四）肺主气司呼吸，肺朝百脉，主通调水道

全身的血脉都要通过经脉而汇聚于肺，肺气的宣发与肃降运动协调有序，则呼吸调匀通畅。肺主气指肺主司一身之气的生成和运行的功能。若邪气犯肺，宣发肃降失调，影响气体交换，则出现胸闷、咳嗽、喘促、呼吸不利等症状。肺为"水之上源"，如果肺的宣发或肃降失常，水道失于通调，均可导致津液代谢障碍，出现痰饮、尿少、浮肿等症。

（五）肺在窍为鼻，在液为涕，在体合皮，其华在毛

毛附于皮，故常"皮毛"合称。皮毛为一身之表，具有防御外邪、调节津液代谢与体温以及辅助呼吸的作用。若肺气、肺津亏虚，既可致卫表不固而见自汗或易罹感冒，又可因皮毛失养而见枯槁不泽。如寒邪客表，卫气被遏，可见恶寒发热、头身疼痛、无汗、脉

紧等症；若伴有咳喘等症，则表示病邪已伤及肺脏。故治疗外感表证时，解表与宣肺常同时并用。出现咽喉不利，声音嘶哑、重浊，甚或失音，称为"金实不鸣"，治以宣肺祛邪。

三、脾

脾位于腹腔上部，横膈下方，与胃相邻。《素问·太阴阳明论》说："脾与胃以膜相连。"脾在五行属土，为阴中之至阴。脾系统包括：脾藏意，在志为思，在形体为四肢及肌肉，其华在唇，在窍为口，在液为涎，与长夏之气相通应。脾与胃通过经络构成表里关系。人出生后，生命过程的维持及其所需精、气、血、津液等营养物质的生成，均依赖于脾（胃）运化所化生的水谷精微，故称脾（胃）为"后天之本""气血生化之源"。临床上对于中医基础的运用要注意以下几方面。

（一）脾气宜升，喜燥恶湿

脾气宜升指脾气以上升为主，以升为健的气机运动特点。脾主升清，"清"指水谷精微等营养物质，脾将胃肠吸收的水谷精微上输于心、肺、头面，通过心、肺的作用化生气血，以营养濡润全身。百病皆由脾气衰而生。若脾气虚衰，或为湿浊所困，脾升不足，则脏腑经络形体官窍失养，从而出现各种代谢失常的病变，临床可见头晕目眩、精神疲惫、腹胀满闷、便泄、溏泄或内脏下垂，可用健脾升陷的中药和针灸治疗。

（二）脾主统血

脾主统血指脾气有统摄血液运行于脉中，不使其逸出于脉外的作用。脾气统摄血液的功能，实际上是气的固摄作用的体现，健脾摄血是治疗方法。临床上脾失健运，脾气升举功能异常的气虚，可出现便血、尿血、崩漏及肌衄等症状，称为"脾不统血"，多见于人体下半部，并有倦怠乏力、面色萎黄等。出血病要考虑脾的治疗。

（三）脾藏意，在志为思

脾具有思维、记忆、意念的功能。脾气健运，营气化源充足，气血充盈，则表现出思路清晰、意念丰富、记忆力强；若脾的功能失常，则善忘、呆钝，或思虑、思考受影响，临床上称"脾阳不足则思虑短少，脾阴不足则记忆多忘"。健脾益气可治疗健忘。

（四）脾在体合肉，主四肢，在窍为口，其华在唇

全身肌肉需要脾胃运化的水谷精微的营养滋润，才能壮实丰满，并发挥其运动功能。脾失健运，肌肉失养，必致四肢瘦弱无力，甚至萎废不用。临床上治疗此类患者常从脾胃治疗，如"治痿独取阳明"。脾在窍为口，口主接纳和咀嚼食物。脾经"连舌本，散舌下"，食欲和口味均可反映脾的运化功能状态，故称"口为脾之窍"，望诊中口代表脾。其华在唇，脾失健运，则气血衰少，口唇淡白不泽。

（五）脾在液为涎

新涎为口津，即唾液中较清稀的部分。由脾气布散脾精上溢于口而化生，故说"脾在液为涎"。涎具有保护口腔、润泽口腔的作用，在进食时分泌旺盛，以助食物的咀嚼和消化，故有"涎出于脾而溢于胃"之说。如小儿或老人脾胃不和或脾气不摄，则导致涎液异常增多，口涎自出。

四、肝

肝位于腹腔，横膈之下，右胁之内。肝在五行属木，为阴中之

少阳。肝系统包括：肝藏魂，在志为怒，在体合筋，其华在爪，在窍为目，在液为泪，与春气相通应。肝与胆通过经络构成表里关系。肝主疏泄而藏血，调和气血，刚柔相济。肝的疏泄和藏血功能正常，则气血充盈，能耐受疲劳。临床上对于中医基础的运用要注意以下几方面。

（一）肝主升发，喜条达而恶抑郁

肝主升发，指肝气向上升动、向外发散，生机不息之性。肝气升发有启迪诸脏生长化育、调畅气机的作用。肝阴与肝阳协调，肝气才能柔和而升发，发挥疏泄、畅达气机之作用。肝阴不足，易导致肝阳偏盛而升发太过，出现肝火上炎或肝气亢逆的病变；肝阳不足，易导致肝阴偏盛而升发不足，可见肝脉寒滞的病变。肝在五行属木，肝气以疏通、畅达为顺，不宜抑制、郁结。肝气疏通和畅达，与情志活动密切相关。情志乐观愉悦，有助于肝气疏通和畅达；情志郁结，则肝气失于条达，而见胸胁、乳房、少腹胀痛或窜痛等症状。临床疏肝理气多用柴胡类方剂。

（二）肝为刚脏，主疏泄

肝具有刚强、躁急的生理特性。肝内寄相火，主升、主动。肝气升动太过，易于上亢、逆乱。临床上肝病多见因阳亢、火旺、热极、阴虚而致肝气升动太过的病理变化，如肝气上逆、肝火上炎、肝阳上亢和肝风内动等，从而出现眩晕、面赤、烦躁易怒、筋脉拘挛，甚则抽搐、角弓反张等症状。肝主疏泄的中心环节是调畅气机。肝气疏通、畅达全身气机，使脏腑经络之气的运行通畅无阻，升降出入运动协调平衡，从而维持全身脏腑、经络、形体、官窍等功能活动的有序进行。临床上出现情志抑郁，善太息，胸胁、两乳或少腹等部位胀痛不舒等症，考虑肝气郁结，疏泄失职。临床表现为情志急躁易怒，头痛头胀，面红目赤，胸胁、乳房走窜胀痛，考虑肝气亢逆，疏泄太过。如出现情志抑郁、胆怯、懈怠乏力、头晕目眩、两胁虚闷、时常太息、脉弱等临床症状，多为肝气虚弱、疏泄不及、升发无力的表现。

（三）肝主藏血、藏魂，在志为怒

肝具有贮藏血液、调节血量和防止出血的功能。若肝血不足，濡养功能减退，则筋、爪、目等常出现异常。临床上可观察病人指甲脆薄和干枯等。女子月经来潮，与冲脉充盛、肝血充足及肝气畅达密切相关。若肝血不足，常致月经量少，甚或闭经。魂乃神之变，属神志活动的范畴，是指伴随心神活动而做出反应的意识、思维活动及梦幻活动，维持正常神志及睡眠。如果肝血不足，血不养魂，则见失眠多梦、梦魇梦呓、梦游或幻觉等症。

（四）肝在体合筋，其华在爪

筋附着于骨而聚于关节，具有连接关节、肌肉，主司关节运动的功能。筋依赖肝血和肝气的濡养，若肝血充足，筋得其养，则运动灵活而有力；若肝血亏虚，筋脉失养，则运动能力减退。老年人动作迟缓不便，容易疲劳，正是由于肝血、肝气衰少而不能养筋之故。

（五）肝在窍为目

目为视觉器官，临床上凡目疾以治肝为主。目的视觉功能，主要依赖肝血的濡养和肝气的疏泄。肝气通于目（望诊中目为肝），肝和则目能辨五色，肝足厥阴之脉连目系。如肝阴、肝血不足，则易导致两目干涩、视物不清、目眩、目眶疼痛等症，两目干涩、迎风流泪等要考虑有无肝血不足或肝经湿热。

五、肾

肾位于下焦腹腔下部，在五行属水，为阴中之太阴。肾左右各一，位于腰部脊柱两侧。即是"腰者，肾之府"。肾系统包括：肾藏志，在志为恐，在体合骨，其华在发，在窍为耳和二阴，在液为唾，与冬气相通应。肾与膀胱通过经络构成表里关系。肾为先天之本，先天之精，又称"元精"，禀受于父母，藏之于肾，为构成胚胎的基本物质和生命来源。临床与遗传有关的先天疾病，皆责之于肾。临床上对于中医基础的运用要注意以下几方面。

（一）肾主蛰、主藏、恶燥

肾主蛰，以越冬虫类伏藏喻指肾有潜藏、封藏、闭藏精气之生理特性，故又称"肾为封藏之本"。肾的封藏作用体现在人体的藏精、纳气、固摄冲任、固摄二便等方面。若出现滑精、喘息、遗尿，甚则小便失禁、多汗、大便滑脱不禁及女子带下、崩漏、滑胎等，说明肾气封藏失职。肾主藏精，指肾主司人体生长发育和生殖的生理功能。肾中精气的构成，以先天之精为基础，以后天之精为给养。补肾中精气需要用到补任督脉的龟、鹿等动物药。

（二）肾主水、主纳气，肾藏志，在志为恐

肾具有主持和调节人体水液代谢的功能。肾阳虚衰，激发和推动作用减弱，津液不化，可致尿少水肿；肾阴不足，相火偏亢，虚热与水湿蕴结，可见尿频而数；肾气虚衰而失其固摄，则见尿失禁。肾具有摄纳肺吸入的清气而维持正常呼吸的功能，肾主意志和记忆。肾精充盛，则表现为意志坚定，情绪稳定，有毅力，对外界事物有较强的分析、识别、判断和记忆能力；如出现记忆能力下降、精神萎靡不振、神情呆滞、行动迟钝、健忘痴呆的症状，要考虑是否肾精不足。

（三）肾在体合骨，荣齿，其华在发

肾精具有生髓而充养骨骼的功能。肾精充足，骨髓生化有源，髓以养骨，则骨骼坚固有力；若肾精不足，骨髓生化无源，骨骼失养，则可出现小儿囟门迟闭，骨软无力，以及老年人骨质脆弱，易骨折等。牙齿亦由肾中精气充养，牙齿松动、脱落及小儿齿迟等，多与肾精、肾气不足有关。发之色泽荣枯也是肾脏功能的反映，临床所见的未老先衰，年少而头发枯萎、早脱早白等，与肾精、肾气不足有关。

（四）肾在窍为耳及二阴

肾精濡养于耳而维持听觉功能。耳是听觉器官，听觉灵敏与否，与肾精和肾气的盛衰密切相关。望诊中耳代表肾，耳的大小与患者的肾精及肾气是否充足有关。二阴，指前阴和后阴。前阴包括尿道和外生殖器，男性睾丸又有"外肾"之称，司排尿和生殖；后阴肛门主排泄粪便。肾阳虚损，温煦作用减退，气化失常，可见泄泻或便秘；肾气虚衰，固摄失司，可见久泄滑脱。

（五）肾在液为唾

唾为口津，具有润泽口腔、滋润食物及滋养肾精的作用。肾精在肾气的作用下，沿足少阴肾经到达舌下或齿缝，分泌津液而出则为唾。由于唾源于肾精，若咽而不吐，则能回滋肾精；若多唾久唾，则会耗伤肾精。

六、六腑

六腑是胆、胃、小肠、大肠、膀胱、三焦的合称。六腑的生理功能是"传化物"，即受盛和传化水谷。六腑的生理特点是"泻而不

医珍集

吴曙粤 45 年中医临床学习及运用经验汇编

藏""实而不能满"。饮食物入口，通过食道入胃，经胃的腐熟，下传于小肠，经小肠的分清泌浊，其清者（精微、津液）由脾吸收，传输布散于全身，以供脏腑经络生命活动之需要；其浊者（糟粕）下达于大肠，经大肠的传导，形成大便排出体外；废液则经肾之气化而形成尿液，渗入膀胱排出体外。六腑具有通降下行的特性，即每一腑都必须适时排空其内容物，以保持六腑通畅，功能协调，故有"六腑以通为用，以降为顺"之说。

（一）胆

胆居六腑之首，又为奇恒之腑。足少阳胆经与足厥阴肝经相互属络而成表里关系。胆的主要生理功能是贮藏、排泄胆汁和主决断。

（二）胃

胃位于膈下，腹腔上部，上接食管，下通小肠与脾，以膜相连。足阳明胃经与足太阴脾经相互属络而成表里关系。胃的主要生理功能是主受纳和腐熟水谷。

（三）小肠

小肠位于腹中，上端与胃在幽门相接，迂曲回环叠积于腹腔之中，下端与大肠在阑门相连。手太阳小肠经与手少阴心经相互属络而成表里关系。小肠的主要生理功能是主受盛化物，泌别清浊，主液。

（四）大肠

大肠位于腹腔之中，其上口在阑门处与小肠相接，回环腹腔，其下端连肛门。手阳明大肠经与手太阴肺经相互属络而成表里关系。大肠的主要生理功能是主传导糟粕与主津。

（五）膀胱

膀胱又称净腑或水腑。足太阳膀胱经与足少阴肾经相互属络而成表里关系。膀胱的主要生理功能是贮存和排泄尿液。

（六）三焦

三焦是分布于胸腹腔的一个大腑，脏腑之中唯三焦最大，无与匹配，故有"孤府"之称。手少阳三焦经与手厥阴心包经相互属络而成表里关系。三焦的主要生理功能是运行津液和通行元气，三焦分为上焦、中焦和下焦。①上焦：横膈以上的部位，包括心、肺两脏，以及头面部，也有人将上肢归属于上焦。②中焦：横膈以下、脐以上的部位，包括脾胃、小肠、肝胆等脏腑。③下焦：脐以下的部位，包括肾、大肠、膀胱、女子胞、精室等脏腑。也有人将下肢归属于下焦。

七、奇恒之腑

奇恒之腑是脑、髓、骨、脉、胆、女子胞的总称。奇恒之腑形态似腑，多为中空的管腔或囊状器官；功能似脏，主藏精气而不泻。因其似脏非脏、似腑非腑，异于常态，故以"奇恒"名之。除胆为六腑之外，其余皆无表里配合，也无五行配属，但与奇经八脉有关。

第四节　经络学说

对于经络系统，临床上用得最多的有十四经脉，即十二正经和任脉及督脉。这十四条经脉上分布着数百个穴位，在针灸推拿时常可用到。在诊断方面可根据症状发生的部位，结合经络循行的路线来研究分析，就可知道是哪一经或哪一脏腑的病变。例如头痛，有前后和两侧的不同，痛在前额，属于阳明经；痛在头后，属于太阳经；痛在头两侧，属于少阳经。疼痛部位不同，治疗方法也随之而异。在治疗方面，经络学说对临床各科均有重要意义，常用于分经辨证、经络按诊、药物归经、推拿疗法和气功保健等。尤其对于针灸，经络更具重要的指导作用。针灸是通过人体各部穴位来调整其经络的各种病理变化的，但穴位本身是一经或数经的经气输注聚会的地方，假如不明经络，就不能正确取穴施治。所以，古人有"宁失其穴，毋失其经"的告诫。由于针灸是可以独立行医的一门中国古代传统医学，在中医理论的指导下对经络和穴位进行理解和探索，掌握针灸的精髓及巧妙的组方是发挥针灸神奇治疗作用的基础。

一、经络的概念

中医生理学中除了藏象学说，还有一个西医所没有的独特的生理系统——经络系统，它的形成已有两千多年的历史。

经络是经脉和络脉的总称。经络就是人体气血运行的通路，它就像大地上的江河沟渠一样，纵横交错，遍布全身。其宽大而纵行的主干叫作"经脉"，而那些错综分布、无处不至的细枝，就称作"络脉"。

（一）经脉

经脉主要有正经、经别和奇经三大类。

正经有十二条，故又称"十二正经"或"十二经脉"，包括手三阴经、足三阴经、手三阳经、足三阳经。十二正经有一定的起止，一定的循行部位和交接顺序，在肢体的分布及走向有一定的规律，与脏腑有直接的络属关系，相互之间也有表里关系。十二正经是气血运行的主要通道。

经别是从十二经脉别出的重要分支，又称"十二经别"。分别起于四肢肘膝以上部位，具有加强十二经脉中相为表里的两条经脉的联系和补充十二正经的作用。十二经别虽然是十二经脉的最大分支，与十二经脉有别，但也属于经脉的范畴。

奇经有八条，即督脉、任脉、冲脉、带脉、阴跷脉、阳跷脉、阴维脉、阳维脉，合称为"奇经八脉"。奇经具有统率、联络和调节十二经脉中气血的作用。奇经八脉与十二经脉不同，不属气血运行的主要通道，与脏腑没有直接的属络关系，相互之间也无表里关系，如《圣济总录》所说："脉有奇常，十二经者，常脉也；奇经八脉则不拘于常，故谓之奇经。盖人之气血常行于十二经脉，其诸经满溢则流入奇经焉。"

（二）络脉

络脉是经脉的小分支，有别络、浮络、孙络之分。别络是络脉中较大者，有本经别走邻经之意，可以加强十二经脉相为表里的两经之间在体表的联系，并能通达某些正经所没有到达的部位，可补正经之不足，还有统领一身阴阳诸络的作用。一般认为别络有十五支，即十二正经与任督二脉各有一支别络，加上脾之大络，合称"十五别络"。但《黄帝内经》有"胃之大络，命曰虚里"之论，若加之则有十六支别络。

孙络是最细小的络脉，属络脉的再分支，分布全身，难以计数。即《灵枢·脉度》所谓"络之别者为孙"。孙络在人体内有"溢奇邪""通荣卫"的作用。

浮络是循行于人体浅表部位，"浮而常见"的络脉。其分布广泛，没有定位，起着沟通经脉、输达肌表的作用。

经络系统的组成还包含了其连属部分。经络对内连属各个脏腑，对外连于筋肉、皮肤而称为经筋和皮部。

经筋是十二经脉之气"结、聚、散、络"于筋肉、关节的体系，为十二经脉的附属部分，具有连缀百骸、维络周身、主司关节运动的作用。

皮部是十二经脉功能活动反映于体表的部位，也是络脉之气散布之所在。《素问·皮部论》说："凡十二经络脉者，皮之部也。"十二皮部的分布区域，是以十二经体表的分布范围为依据，把全身皮肤划分为十二部分，分属于十二经脉。《素问·皮部论》说："欲知皮部，以经脉为纪者，诸经皆然。"

经络学说的形成离不开阴阳五行学说的渗透和指导。如十二经脉分手足三阴三阳，奇经八脉中的阴阳维脉、阴阳跷脉，络脉中的阴络、阳络，阴经行内、阳经行外的分布规律，十二经脉的阴阳表里配属关系，经络的生理功能及"开合枢"理论，经穴的命名及五俞穴的临床应用，等等，都有阴阳五行理论贯穿其中。

二、经络现象

经络是古代先贤通过练功导引行气时自我体悟后发现的，并经过经络敏感人的证实和中医针刺实践，不断补充发现和总结完善。其实除针刺外，艾灸、按摩等亦可引发经络感传现象的出现。

《黄帝内经》及后世一些医书中，就有不少关于经络感传的记载。如《灵枢·邪气藏府病形》所说的"中气穴，则针游于巷"，就是经络感传现象的写照。而且，古人还观察到，针刺后能否出现"气至"的经络现象，与疗效好坏直接相关。《灵枢·九针十二原》所说的"刺之要，气至而有效"，正是长期针灸临床实践的经验总结。古人通过长期对经络现象和医疗实践的反复观察及归纳总结，才得出十二经脉、奇经八脉等经络循行线路的概念。帛书中，只有脉的线路，而无穴位的记载，是经络学说始源于对感传现象观察的最好佐证。

因此，对经络感传现象的观察，是形成经络学说，特别是形成经络循行线路概念的重要基础之一。另外，在病理情况下，也会循经出现一些症状和体征。如帛书中，每一条经脉循行线路后都有"是动则病"和"是主所生病"的记述，这些症状的出现，又与该条经脉循行所过有关。同时，这些循经病症与相应的脏腑也有联系。《灵枢·九针十二原》说："五脏有疾也，应出十二原，而原各有所出，明知其原，睹其应，而知五脏之害。"说明内脏有病，可以循其相应经脉，而在体表一定部位表现出症状体征。如肝病可见两胁或少腹痛；心病可表现为胸前区及背部疼痛，并沿手少阴心经循行线路放射至手小指；胃病在足三里有痛觉异常等。《黄帝内经》对循经疼痛多有描述。这些循经病理现象反复出现，经过医家的观察和总结，更加深了循经感传的经络线路概念，最终形成"内属于腑脏，外络于肢节"经络理论。

1972年，上海经络研究所发现一位19岁的男青年有"经络皮丘带"。当用低频脉冲电探测其各经指端"井穴"时，出现了从四肢到躯干、头面等处的感传现象，感传线路与中医的经络路线基本一致。在穴位刺激后13~16小时，经络感传线上逐渐出现隆起于皮肤表面的、与荨麻疹相似而且连续呈条状的皮丘带，此皮丘带较周围组织稍硬，先呈白色，后渐变红，两侧皮肤充血，局部发痒，宽窄不一（0.3~1 cm），蜿蜒曲折地沿着感传线分布。在皮丘带出现前后，伴有相应的内脏及全身性的反应。皮丘带约在30分钟后消退。在该青年身上曾做过多次测查，上述现象仍反复出现。这是一例由电针刺激引起的比较典型的经络现象。

三、经络的功用

经络不仅能反映人的正常生理活动和反常的病理变化，而且对诊断和治疗也有特殊价值。就生理而言，经络是联系五脏六腑、四肢百骸、五窍皮毛、筋肉血脉等的重要渠道。它通达表里、内外、上下，使人体的各部器官、组织进行有机的整体活动，保持内外、上下的平衡和协调。气血是人体最重要的物质，但必须靠经络来运转，周流不息，才能达到抵御病邪、保卫健康的目的。《黄帝内经》中说："经脉者，所以行气血而营阴阳，濡筋骨，利关节者也。"这段经文，极其简练地概括了经络的生理作用。从病理来说，如经气失常，外邪侵犯人体，便可通过经络，由表传里；相反，内部脏腑有病，亦可通过经络反映到体表肢节。

第五节　中医体质学说

　　本节中医体质学说介绍了五行人学说、五运六气体质学说和九种体质学说等。五行人学说描述木、火、土、金、水五种人的形态和体质，因各自的禀赋不同，特征也各不相同（五行结合五音），可以有二十五种不同的变化。临床上可根据患者的五行人属性，结合其经络和中药的药性而予以加减，如金形人，取肺经穴和清肺或补肺的中药。五运六气体质学说是根据患者出生时所处的年和六气的体质禀性，按照其弱脏理论和六气时间及其发病时与出生时的五行相生相克情况，判断其体质的五行（五脏）的相互情况，从而制定治疗方案。九种体质学说是目前使用较多的中医行业标准，在临床上有一定的参考性。这三种体质学说可以单独运用，也可以将五行人学说结合九种体质学说运用，或综合这三种体质学说指导五行的脏腑补泻和临床用药及针灸等治疗。

一、五行人学说

　　阴阳二十五人，出自《灵枢·阴阳二十五人》，是根据五行学说，将人体禀赋不同的各种体质归纳为木、火、土、金、水五种类型，每一类型又以五音的阴阳属性及左右上下等各分出五类，合为二十五种人。其中木形之人分为上角、大角、左角（少角）、钛角（右角）、判角之人；火形之人分为上徵、质徵（太徵）、少徵、右徵、质判之人；土形之人分为上宫、太宫、加宫、少宫、左宫之人；金形之人分为上商、钛商、右商、左商、少商之人；水形之人分为上羽、大羽、少羽、众之为人、桎之为人五类。

（一）木形人

木形人的外形类似树木状，其皮肤呈现偏青色（苍色），头小面长，手足小，肩背宽大，身直（类似树干）。总的性格特点是多有才能，多劳心思虑，体力不强，多忧愁事物。适应春夏季节的温热，不适应秋冬季节的寒凉，在秋冬季节容易感邪生病。木形人的声音为角音，按压足厥阴肝经及太冲穴敏感。木形人适合进食绿色和黑色食物。木形人有五类，都有以上外形特征及性格特征。第一类是禀受木气最完全的木形人，具有柔美而稳重的特征，按压足厥阴肝经及太冲穴敏感。另外四类木形人的木气有所偏，除了按压足厥阴肝经及太冲穴敏感，按压足少阳胆经及足临泣穴也敏感。第二类木形人尚有性格特征，身长而逶迤；第三类木形人的性格特征是处事随和而又顺从；第四类木形人的性格特征是积极、向上、进取；第五类木形人的性格特征是举止大方，刚正不阿。

（二）火形人

火形人的外形类似火苗状，其皮肤呈赤色，脊背宽广，颜面瘦小，头小，肩背髀腹各部的发育均匀美好，肩背部肌肉丰满，手足小，步履稳健。总的性格特点是心性急躁，走路时身体摇晃，办事时有气魄，轻钱财，但又少守信用，多思虑，分析问题明快、透彻。面部颜色红润健康，性情急躁，不能长寿，多暴病而死。喜春夏的

医形集　吴曙粤 45 年中医临床学习及运用经验汇编

温热，不耐受秋冬的寒凉，秋冬季节易感邪生病。火形人的声音为徵音，按压手少阴心经及神门穴敏感。火形人适合进食红色和绿色食物。火形人有五类，都有以上外形及性格等特征。第一类是禀受火气最完全的火形人，按压手少阴心经及神门穴敏感，尚有认识事物深刻、讲求实效的特征。另外四类火形人的火气有所偏，除了按压手少阴心经及神门穴敏感，按压手太阳小肠经及后溪穴也敏感。第二类火形人的性格特征是为人比较轻浮，见识肤浅；第三类火形人的性格特征是善动而多疑；第四类火形人的性格特征是踊跃而不甘落后；第五类火形人的性格特征是无忧无愁、乐观、怡然自得。

（三）土形人

土形人的外形类似土墩状，其皮肤呈黄色，面圆，头大，肩背部发育匀称美好，腹大，下肢股胫修长健美，手足小，肌肉丰满，全身上下都很匀称，步履稳健且行走时脚步落地很轻。总的性格特点是乐意帮助别人，不喜欢权势，善于团结人。适应秋冬季节的寒凉，不适应春夏季节的温热，在春夏季节易感邪生病。土形人的声音为宫音，按压足太阴脾经及太白穴敏感。土形人适合进食黄色和红色食物。土形人有五类，都有以上外形及性格等特征。第一类是禀受土气最完全的土形人，按压足太阴脾经及太白穴敏感，尚有诚实忠厚、做事慎重的特征。另外四类土形人的土气有所偏，除了按压足太阴脾经及太白穴敏感，按压足阳明胃经及陷谷穴也敏感。第二类土形人的性格特征是平和、柔顺；第三类土形人的性格特征是端庄持重、乐观无忧；第四类土形人的性格特征是言语圆润婉转；第五类土形人的性格特征是独立奋进。

（四）金形人

金形人的外形类似金的禀赋，体形方端刚正。其皮肤呈白色，面部呈方形，头小，肩背瘦小，腹小，手足小，足跟坚硬，行动轻快。

总的性格特点是禀性廉洁刚强，似金的高贵威严之品质，性情急躁，静则安，行为举止有板有眼，为人公正有义，适合做官吏。适应秋冬季节的寒凉，不适应春夏的温热，在春夏季节易感邪生病。金形人的声音为商音，按压手太阴肺经及太渊穴敏感。金形人适合进食白色和黄色食物。金形人有五类，都有以上外形及性格特征。第一类是禀受金气最完全的金形人，按压手太阴肺经及太渊穴敏感，其特征是坚强不屈。另外四类金形人的金气有所偏，除了按压手太阴肺经及太渊穴敏感，按压手阳阴大肠经及三间或合谷穴也敏感。第二类金形人的性格特征是廉洁自好；第三类金形人的性格特征是美俊而潇洒；第四类金形人的性格特征是善于明察是非；第五类金形人的性格特征是严肃庄重。

（五）水形人

水形人的外形类似水的禀赋，体形似水滴状。其皮肤呈现黑色，面不平，头大，颊部较宽广，肩部瘦小，腹大，手足好动，行走时身体摇晃，尻尾部较长，脊背部也较长。总的性格特点是对人不敬重也不会惧怕，善于欺骗别人，容易激人愤怒。适应秋冬季节的寒凉，不适应春夏的温热，在春夏季节易感邪生病。水形人的声音为羽音，按压足少阳肾经及太溪穴敏感。水形人适合进食黑色和白色食物。水形人有五类，都有以上外形及性格等特征。第一类是禀受水气最完全的水形人，按压足少阴肾经及太溪穴敏感，其特征是心胸狭窄，为人卑下。另外四类水形人的水气有所偏，除了按压足少阴肾经及太溪穴敏感，按压足太阳膀胱经及束骨穴也敏感。第二类水形人的性格特征是神情多扬扬自得；第三类水形人的性格特征是经常心情郁闷不舒；第四类水形人的性格特征是文静坦白，洁身不贪；第五类水形人的性格特征是泰然自若。

二、五运六气体质学说

中医五运六气体质学说认为"人身小天地"，人出生时所处的时空就包含其出生时的五运六气体质禀性，可以从以下三方面来理解。

（1）出生的年（中运）。将其出生年的余数（0~9）按照"金、水、木、火、土、金、水、木、火、土"十个数（五行的相生顺序）排列，余数0为金（太过），余数5也为金（不及），即偶数为太过，奇数为不及。根据患者出生年份尾数的奇偶可判断其五行的太过或不及，再通过五行的相生相克理论，得出患者五脏的强弱（也有人称为弱脏理论）。如2020年出生的人为金运太过，金克木，则肝气不足；2021年出生的人为水运不及，则肾气不足。

（2）查看患者出生时五运六气的客气。六气分为主气和客气。主气固定不变，共分六步，每步包含四个农历的节气。初之气厥阴风木（含大寒、立春、雨水、惊蛰，余类推），二之气少阴君火，三之气少阳相火，四之气太阴湿土，五之气阳明燥金，终之气太阳寒水。例如，2021年2月28日为水运不及年，患者易患相应的肾气不足的疾病（水不足，同时水涵木不足）。六气的初之气（2021年1月20日~3月20日），主气是初之气厥阴风木，客气也是厥阴风木。患者易患相应的病（水运不及年易肾气不足，主客气都是厥阴风木，易影响肝，肝病的发病率高）。中医师在这个初之运和初之气的用药需考虑到2021年为水运不及年，可用补肾水不足的中药或穴位，如针灸膀胱经和肾经的穴位，或用中药附子理中汤为基本处方。结合初之气是厥阴风木加临厥阴风木，可用桂枝汤加瓜蒌、防风、葛根和竹茹加减，针灸穴位用主客气厥阴风木对应经络（肝胆经）的穴位。

（3）看患者出生时的五运六气的中运和六气与本次诊病的五运六气的中运和六气是否有五行相克关系，可以给出其预防方案

（治未病）。

三、九种体质学说

中华中医药学会2009年正式颁布的《中医体质分类与判定》，是目前我国政府卫生部门出台的一部中医体质研究及应用的文件，提供了体质辨识的方法、工具与评估体系。按照这一标准，中国人常见的体质类型可以分为平和质、气虚质、阳虚质、阴虚质、痰湿质、湿热质、血瘀质、气郁质和特禀质九种体质。

我认为这九种体质中的八种体质可与五行人学说相对应：木形人包括气郁体质、血瘀体质、阳虚体质；火形人包括阳虚体质、气郁体质、特禀体质；土形人包括湿热体质、痰湿体质；金形人包括湿热体质、阴虚体质；水形人包括血瘀体质、湿热体质、阴虚体质。平和质体质其实也会偏向五行人体质的其中一行，只是偏得少一些，临床上要细分到个人也是可以的。

第六节　五运六气学说的运用

五运六气学说又称为运气学说，是古代医家通过长期气象观察，并基于天人相应认识和阴阳五行理论进行分析研究，从而创建的临床实用性学说。该学说在干支纪年方法的基础上与天文学、气象学、物候学及阴阳五行学说等相结合，形成一个古代的中医实用数学模型，对疾病的流行、治疗及转归预后有临床实践上的指导作用。

一、五运六气学说介绍

"五运"是木运、火运、土运、金运、水运的简称，具体指木、火、土、金、水五行之气在天地间的运行变化。"六气"是指风、热（暑）、火、湿、燥、寒六种气候变化。

要理解五运六气学说，首先要了解岁运。岁运又称中运、大运，由该年的年干所决定，如甲子年和己酉年都为土运。岁运有太过、不及之分。从公元年的尾数看，双数为太过，单数为不及，或十天干的阳为太过（如甲子年为土运太过），十天干的阴为不及（如己酉年为土运不及）。类推十天干的乙庚（金）、丙辛（水）、丁壬（木）、戊癸（火）。

其次要了解六气。六气分为主气和客气。主气每年固定不变：初之气厥阴风木（大寒、立春、雨水、惊蛰），二之气少阴君火（春分、清明、谷雨、立夏），三之气少阳相火（小满、芒种、夏至、小暑），四之气太阴湿土（大暑、立秋、处暑、白露），五之气阳明燥金（秋分、寒露、霜降、立冬），终之气太阳寒水（小雪、大雪、冬至、小寒）。客气是指在天之六气随干支年运的不同而表现出来的盛衰变化，但年年不同，以三阴三阳表述，又分司天、在泉及其左右间气。司天就是轮值主司天气（上位），位于正南方，主上半年的气候变化，其推算方法：凡子午之岁，则为少阴君火司天；丑未之岁，则为太阴湿土司天；寅申之岁，则为少阳相火司天；卯酉之岁，则为阳明燥金司天；辰戌之岁，则为太阳寒水司天；己亥之岁，则为厥阴风木司天。在泉与司天之气是对应的，子午少阴君火与卯酉阳明燥金相对，两者互为司天在泉，丑未太阴湿土与辰戌太阳寒水相对，两者互为司天在泉；寅申少阳相火与己亥厥阴风木相对，两者互为司天在泉。由于客气是以阴阳为序，因此轮值的司天在泉，总是一阴一阳，二阴二阳，三阴三阳相对。左右间气是指分别位于司天和在泉左右两侧的六气。这些可以用电脑软件或手机 App 排出。

二、岁运的太过和不及与发病

岁运统主一年的运气。岁运太过则气候表现为该运所主的运气特点异常激烈变化，其疾病发生亦具有一定的规律性，凡阳干之年均属运气太过之年，如甲己土运，甲为阳土，所以逢甲年，为土运太过之年。因此，六十年中，凡甲子、甲戌、甲申、甲午、甲辰、甲寅六甲之年，都是岁运土气太过之年。余六丙、六戊、六庚、六壬之年均按金、水、木、火相生的顺序仿此。或从公元年的尾数看，双数为太过，单数为不及。公元年的尾数年的尾数0~9，按照金、水、木、火、土的顺序排，尾数0为金运太过，尾数5为金运不及，尾数4为土运太过，尾数9为土运不及。岁运的太过，各有不同的气候变化及所患疾病，这里举岁木太过（出生年的尾数为2）为例，如《素问·气交变大论》说："岁木太过，风气流行，脾土受邪……木胜克土，故见飧泄食减、肠鸣腹满等症；肝木本气太过，则见善怒、眩冒颠疾、胁痛等症。"从这个计算方法可以知道，尾数2即木运太过年出生的人，其脾为弱脏，即先天脾胃功能不好。结合表1-1和表1-2，进行病因分析和中医治疗。再看木运不及年（出生年的尾数为7）患者，木运不及（肝为弱脏），燥金之气大行，但不及的木运之子火气必复母仇而产生火热气候。所以《素问·气交变大论》说："岁木不及，燥乃大行……复则炎暑流火……民病中清，胠胁痛，少腹痛，肠鸣、溏泄。"该年出生的患者易患肝胆病，治疗要泻金之大肠。

岁运太过和不及与发病关系详见表1-1和表1-2。

表1-1 岁运太过与发病关系表

岁运太过	气候特点	所伤脏	症状表现
木	风气流行，云物飞动，草木不宁，甚则摇落	肝、脾	掉眩、善怒、巅疾、吐利、胁痛、食减、体重、烦闷

续表

岁运太过	气候特点	所伤脏	症状表现
火	炎暑流行，火燔炳，水泉涸，物焦槁	心、肺	疟、少气、咳喘、血溢、血泄、注下、咽燥耳聋、中热、肩背痛、胸中痛、谵妄狂越、咳喘息鸣、下甚血泄
土	雨湿流行，泉涌河衍，涸泽生鱼，风雨大至，土崩溃	脾、肾	腹满、清厥、意不乐、体重、烦满、肉痿与足痿不收、脚下痛、行善瘛、中满食减、溏泄、肠鸣
金	燥气流行，肃杀而甚，草木敛，苍干凋陨	肺、肝	两胁及少腹痛、目赤痛、疡、耳无所闻、胸痛、咳喘逆气
水	寒气流行，大雨至，寒气早至，霜不时降	肾、心	身热、烦心、躁悸、阴厥上下中寒、谵妄、心痛、腹大胫肿、喘咳、腹满肠鸣、溏泄、食不化

表1-2　岁运不及与发病关系表

岁运不及	胜气	复气	所伤脏	症状表现
木	燥气大行	炎暑流火	肝、肺、心	中清、肢胁痛、少腹痛、肠鸣、溏泄、寒热、疮疡、胗、痈痤、咳而衄
火	寒气大行	大雨且至	心、肾、脾	胸中痛、胁支满、膺背肩胛间两臂内痛、心痛、暴喑、腹大、鹜溏腹满、食饮不下、寒中肠鸣、泄注腹痛
土	风气大行	肃杀霖霪	脾、肝、肺	飧泄霍乱、体重腹痛、肌肉润酸、善怒、胸胁暴痛、下引少腹、善太息、食少无味
金	炎火大行	寒雨暴至	肺、心、肾	血便注下、阴厥且格阳反上行、头脑户痛、延及囟顶、发热、口疮、甚则心痛
水	湿气大行	大风暴发	肾、脾、肝	腹满身重、濡泄、寒疡流水、腰股痛发、烦冤足痿清厥、跗肿、腹满浮肿、筋骨并辟、肉润瘛、目视䀮䀮、气并膈中、痛于心腹

三、六气的主气和客气与发病

每一个人的体质禀性除了岁运对其有影响，还要考虑其出生时的六气（主气和客气）对其影响。主气、客气（六气加临和司天、在泉）的禀性与其发病时的五运六气的岁运、主气和客气的五行相生相克都对患者的疾病发生发展有较大的影响。

四、五运六气学说与临床运用

运用五运六气学说首先要考虑岁运的弱脏学说，通过岁运太过与不及分析患者弱脏及其五行相生相克的关系，为用药和针灸取穴提供理论依据。其次，结合其出生时的主气、客气（六气加临和司天、在泉）的禀性进行体质分析，知道其先天易患病的五脏及经络。再次，根据患者发病时的五运六气的岁运、主气和客气，对比其出生时的五行相生相克，从而对患者的疾病发生发展进行分析，得出其易患的疾病及治疗的原则。最后，结合患者的中医四诊，对比五运六气学说的相关内容，进行开方和选经及穴位。

（一）岁运太过的发病及其选用方药

1.木运太过年（公元年的尾数为2的年，如2022年）

主方：痛泻要方。防风（辛甘微温）、白术（苦甘温）、陈皮（辛苦温）、白芍（酸苦微寒）。

辅方：小柴胡汤去人参、黄芩、大枣，加桂枝、茯苓、生牡蛎。柴胡（苦平）、茯苓（甘淡平）、桂枝（辛甘温）、半夏（辛温）、生姜（辛微温）、生牡蛎（咸平微寒）、生甘草（甘平）。

2.火运太过年（公元年的尾数为8的年，如2028年）

主方：麦门冬汤去粳米加竹茹、蜂蜜。麦门冬（甘微苦微寒）、半夏（辛温）、党参（甘平）、炙甘草（甘温）、竹茹（甘微寒）、蜂蜜（甘平）、大枣（甘温）。

辅方：小柴胡汤加瓜蒌、生山栀、葛根。

3. 土运太过年（公元年的尾数为4的年，如2024年）

主方：肾着汤加泽泻、猪苓。柴胡（苦平）、黄芩（苦寒）、党参（甘平）、生姜（辛微温）、生甘草（甘平）、半夏（辛温）、大枣（甘温）、瓜蒌（甘寒）、山栀（苦寒）、葛根（甘辛平）。

4. 金运太过年（公元年的尾数为0的年，如2030年）

主方：小柴胡汤去党参、黄芩、大枣、生姜、半夏，加桂枝、瓜蒌、白芍、生牡蛎、干姜、五味子。柴胡（苦平）、桂枝（辛甘温）、瓜蒌（甘寒）、干姜（大辛大热）、五味子（酸温）、白芍（酸苦微寒）、生牡蛎（咸平微寒）、生甘草（甘平）。

辅方：六味汤（丸）。附子（大辛大热）、肉桂（辛甘大热）、熟地（甘微温）、山萸肉（酸涩微温）、山药（甘平）、茯苓（甘淡平）、泽泻（甘寒）、丹皮（辛苦微寒）。

5. 水运太过年（公元年的尾数为6的年，如2026年）

主方：茯苓四逆汤。茯苓（甘淡平）、附子（大辛大热）、干姜（大辛大热）、炙甘草（甘温）、党参（甘平）。

辅方：真武汤去芍药，加干姜、细辛、五味子、防己、木通。生姜（辛微温）、茯苓（甘淡平）、白术（苦甘温）、附子（大辛大热）、干姜（大辛大热）、细辛（辛温）、五味子（酸温）、防己（大苦辛寒）、木通（苦寒）。

（二）岁运不及的发病及其选用方药

1. 木运不及年（公元年的尾数为7的年，如2027年）

主方：乌梅汤。乌梅（酸平）、黄柏（苦寒）、党参（甘平）、桂枝（辛温）、附子（大辛大热）、细辛（辛温）、黄连（苦寒）、当归（甘辛苦温）、川椒（辛大热）、干姜（大辛大热）。

2. 火运不及年（公元年的尾数为3的年，如2023年）

主方：桂枝人参汤。桂枝（辛温）、党参（甘平）、干姜（大辛大热）、白术（苦甘温）、炙甘草（甘温）。

辅方：桂枝加附子汤去芍药，加茯苓、白术。桂枝（辛温）、生姜（辛温）、炙甘草（甘温）、附子（大辛大热）、大枣（甘温）、茯苓（甘淡平）、白术（苦甘温）。

3. 土运不及年（公元年的尾数为9的年，如2029年）

主方：理中汤。党参（甘温）、白术（苦甘温）、干姜（大辛大热）、炙甘草（甘温）。

辅方：真武汤加逍遥散。生姜（辛微温）、白芍（苦酸微寒）、茯苓（甘淡平）、白术（苦甘温）、附子（大辛大热）、柴胡（苦平）、当归（甘辛苦温）、茯苓（甘淡平）、炙甘草（甘温）、薄荷（辛凉）、煨姜（苦温）。

4. 金运不及年（公元年的尾数为5的年，如2025年）

主方：百合固金汤。百合（甘淡微寒）、生地（甘苦寒）、熟地（甘微温）、麦冬（甘微苦微寒）、白芍（苦酸微寒）、当归（甘辛苦温）、玄参（苦微寒）、生甘草（甘平）、川贝（苦甘微寒）、桔梗（苦辛平）。

辅方：葛根芩连汤加甘露饮。葛根（甘辛平）、黄芩（苦寒）、黄连（苦寒）、生甘草（甘平）、麦冬（甘微苦微寒）、天冬（甘苦大寒）、生地（甘苦寒）、熟地（甘微温）、枇杷叶（苦平）、炙甘草（甘温）、石斛（甘微寒）、茵陈（苦平微寒）、枳壳（苦微寒）。

5. 水运不及年（公元年的尾数为1的年，如2031年）

主方：附子理中汤。附子（大辛大热）、党参（甘平）、白术（苦甘温）、干姜（大辛大热）、炙甘草（甘温）。

辅方：真武汤加防己木通八味汤（丸）加生牡蛎。生姜（辛微温）、白芍（苦酸微寒）、茯苓（甘淡平）、白术（苦甘温）、附子（大辛大热）、防己（大苦辛寒）、木通（苦寒）、肉桂（辛甘大热）、熟地（甘微温）、山萸肉（酸涩微温）、山药（甘平）、泽泻（甘寒）、丹皮（辛苦微寒）、生牡蛎（咸平微寒）。

注：对于诊病时的岁运太过或不及，可对照表1-1或表1-2中的症状表现，选用相应的处方。

（三）六气司天在泉的参考选方

1. 辰戌年（太阳司天，太阴在泉）

病症：寒湿发、肌萎足痿不收、濡泻、血溢。

参考处方：理中汤加竹茹、赤石脂。党参（甘平）、白术（苦甘温）、干姜（大辛大热）、炙甘草（甘温）、竹茹（甘微寒）、赤石脂（甘酸涩温）。

2. 卯酉年（阳明司天，少阴在泉）

病症：咳、嗌塞、寒热发、暴振栗、癃闭。

参考处方：猪苓汤。猪苓（甘平）、茯苓（甘淡平）、泽泻（甘寒）、滑石（甘寒）、阿胶（甘平）。

3. 寅申年（少阳司天，厥阴在泉）

病症：寒中、外疮疡、内泄满、寒热疟泻、聋瞑、呕吐、浮肿色变。

参考处方：小柴胡汤去党参、黄芩，加黄连、茯苓、防风。柴胡（苦平）、黄连（苦寒）、茯苓（甘淡平）、防风（辛甘微温）、半夏（辛温）、生姜（辛微温）、生甘草（甘平）、大枣（甘温）。

4. 丑未年（太阴司天，太阳在泉）

病症：寒湿、腹满、胕肿、痞逆、寒厥拘急。

参考处方：桂枝人参汤加茯苓、附子。桂枝（辛温）、党参（甘平）、白术（苦甘温）、干姜（大辛大热）、炙甘草（甘温）、茯苓（甘淡平）、附子（大辛大热）。

5. 子午年（少阴司天，阳明在泉）

病症：咳喘、血溢血泄、鼻嚏目赤、眦疡、心痛、腰痛、腹胀、胕肿。

参考处方：麦门冬汤（偏于上者），麦冬（甘微苦微寒）、半夏（辛温）、党参（甘平）、炙甘草（甘温）、粳米（甘微寒）、大枣（甘温）；乌梅汤（丸）（偏于中下者），乌梅（酸平）、黄柏（苦寒）、党参（甘平）、桂枝（辛温）、附子（大辛大热）、细辛（辛温）、黄连（苦寒）、当归（甘辛苦温）、川椒（辛大热）、干姜（大辛大热）。

6.巳亥年（厥阴司天，少阳在泉）

病症：胁痛、惊躁、眩晕、筋脉拘急、风疹、呕逆、耳鸣。

参考处方：乌梅丸加减。乌梅（酸平）、黄连（苦寒）、黄柏（苦寒）、附子（大辛大热）、细辛（辛温）、桂枝（辛温）、人参（甘微温）、当归（甘辛温）、蜀椒（辛热）、干姜（大辛大热）。

注：以上的司天在泉是互为司天在泉。如甲子年为少阴司天，阳明在泉，甲午年则为阳明司天，少阴在泉。在六气"司天在泉参考选方"中，其对应的年有相应的参考方可选用，如辰戌年为"太阳司天，太阳在泉"，如有"寒湿发，肌萎足痿不收……"等病证，可选用理中汤，并按临床表现进行加味治疗。

【第二章】 中医诊疗模式初探

第一节　中医四诊

中医四诊包括望诊、闻诊、问诊、切诊。望诊又包括望神、察色、望形态、望五官等，其中舌诊是重要的中医望诊内容之一。闻诊包括闻声音和闻气味，闻声音即通过听患者的声音按照角、徵、宫、商、羽这五音分别找出对应五脏的病位及虚实。切诊在《濒湖脉学》提出了二十七种脉，近代则多用二十八脉。脉诊的纲脉对应八纲，如浮、沉、迟、数、虚、实可对应八纲的表、里、寒、热、虚、实，左右手寸关尺的强弱虚实可反映其阴阳和气血虚实。问诊有十问歌等。我的经验是通过问诊核实望、闻、切得出的脏腑气血虚实，再通过五行相生相克的分析，可较准确地指导临床开方和针灸取穴。

现代医学利用科学技术的有关成就，诊断疾病的手段越来越多了。但在古代，医生诊病主要靠眼望、口问、耳听、鼻闻、手摸等方法。这在古代世界许多国家几乎都是这样，而且各国都有自己丰富的经验。我国古代采用的是中医四诊（望、闻、问、切），加上其他的方法如腹诊、掌诊、经络诊等，是中医和民间医学的独特诊法。

一、望诊

简单来说，望诊包括一般望诊和舌诊两部分内容，一般望诊又包括望神、察色、望形态、望五官等，舌诊包括望舌质、望舌苔。

（一）一般望诊

1. 望神

神是人体生命活动的体现，如神志清楚，语言清晰，目光明亮，反应灵敏，称为有神，是健康或病情轻浅的表现；如精神萎靡，表情淡漠，目光晦暗，反应迟钝，甚至神志不清，称为无神，表示病情较重。通过望神可以对患者的病情和预后做一个初步的估计，做到心中有数。

2. 察色

察色主要观察面部的颜色和光泽，又称"五色诊"。根据不同的色泽可以看出气血盛衰和疾病的发展变化。正常中国人面色微黄，红润光泽，若出现异常色泽则称为病色，常见的病色：白色，主虚主寒、主失血；黄色，主虚、主湿；青色，主寒、主瘀、主痛、主小儿惊风；红色，主热；黑色，主肾虚。以观察面部的色泽为主，其他部位也可类推。通过观察面部色泽的荣枯，可以测知脏腑气血的盛衰，因为十二经脉气血皆上注于面，在病理情况下也有其相应变化。不论五色如何，分辨其善恶的共同基本特点是善者明亮、含蓄，恶者晦暗、暴露。同时，还当进一步联系八纲辨证，掌握病变的不同性质。例如，面见赤色，属实者为面目红赤，属虚者两颧潮红；面见青色，属寒者面色青苍，属热者面色青赤。还可根据脏腑在面部的分属，结合五色的不同，以测知某一脏腑的病变及其相互之间的生克顺逆。如额（印堂穴）在后天八卦中属于离部，属火，红色，当印堂（穴）发黑，水克土，则是病态。又如，颏为坎部，属水，偏黑色，如妇女颏部为红色，为火克水，可能其下焦有热，或有盆腔炎等其他妇科疾病。

3. 望五官大小及形态

五官是指鼻、眼、耳、口、舌，分别对应五脏五行的肺（金）、肝（木）、肾（水）、脾（土）、心（火）。五官的大小与五脏五行的先天禀性有关，如耳朵小可能先天肾气不足，其余类推。整体的形态和动态方面，如形肥食少为脾虚有痰；形瘦善饥，为胃中有火；蜷卧喜静，多属寒证；烦躁喜动，多属热证；张口抬肩，喘息不能平卧是喘证；项背强急，角弓反张是痉病。

4. 望目

望目是中医望面时的一个重要方面。既要看两目有神、无神，明亮、浑暗，还要注意其病理特征。眼睑浮肿多为肾性病变；巩膜黄染多为黄疸，肝胆病变；目赤充血（结膜红）多属心肝火盛的红眼病（也可能是结膜炎）；两侧瞳孔大小不等为颅内高压或水瘀；瞳孔放大为病情危重，濒临死亡；目眶暗黑者多属痰瘀或肾虚；目睛内眦见黄色瘤斑者为痰浊瘀结。中国古代医家的五轮八廓理论是阐述眼与脏腑相互关系，并指导诊治眼病的两种学说，分别由五行、八卦说衍化而来。"五轮"指风轮、气轮、肉轮、血轮、水轮，将眼划分为五个部位，分属于不同的脏腑（胞睑属脾胃为肉轮，内外两眦属心和小肠为血轮，白睛属肺和大肠为气轮，黑睛属肝胆为风轮，瞳神属肾与膀胱为水轮），从而把眼局部与脏腑统一成为一个整体，用以说明眼的生理、病理现象，指导眼病的辨证论治。"八廓"是将白睛按八卦的部位划出八个不同的方位（水廓、风廓、天廓、地廓、火廓、雷廓、泽廓、山廓），而后各隶属于六腑、心包和命门。当眼睛发病时，可通过观察白睛呈现的血脉丝络的方位及其色泽、粗细、多寡等，为眼病的辨证论治提供依据。"五轮"与"八廓"既有区别又有联系，故一般通称为"五轮八廓"。另外，中医望目还包括虹膜诊，是一种专门看虹膜的中医诊断方法，可用30~50倍的放大镜看虹膜的变化，目前已有电脑软件可以显示出虹膜病变的图像和相应的判读。壮医目诊已有相关的记载和出版物。

（二）舌诊

望舌诊病是中医长期实践积累的独特察病手段，舌象能比较准

医珍集

吴曙粤45年中医临床学习及运用经验汇编

确及时地反映机体的生理、病理状况。

舌诊主要是观察舌体的舌质、舌苔的形态及其润燥。由于五脏之脉皆络于舌，赖气血津液上输濡养，故通过舌诊可以直接观察到病变所属脏腑的虚实，气血的盈亏，病邪的性质及浅深。望舌苔要注意苔色和舌质的变化。舌质淡红为平人，淡白为气血亏虚，红绛为热盛伤阴，青紫为血瘀。苔色有白、黄、灰黑之分。白苔主表、主寒，薄白而润为常人，薄白而干为表证津伤，薄白而滑为寒湿，厚白为湿浊、痰饮、食积，腐苔为湿热秽浊上蒸。黄苔主里、主热，薄黄为邪热未盛，初传入里；黄腻为湿热内蕴或食积化热；黄而黏腻为湿浊痰热胶结；黄而干燥，甚至焦黄者为燥热伤津；淡黄润滑者，多为湿蕴痰聚。苔灰黑，质干者主里热，质润者主里寒；白腻灰黑，舌面湿润为阳虚寒湿、痰饮；黄腻灰黑为湿热久蕴，焦黑干燥为热极津枯。同时，还要观察苔质的润燥，以测知体内津液盈亏和输布情况。

临证对舌诊的辨析，还应注意以下几点。

（1）舌诊部位分为五脏和三焦，一般认为"舌尖主心，舌中主脾胃，舌边主肝胆，舌根主肾"。临证虽有参考价值，但不可机械。舌面五脏分候法按照三焦来分，舌尖（前1/3）为上焦，代表心肺所在的部位；舌中（中1/3）代表脾胃，舌中两边代表肝胆；舌后段（舌后1/3）代表肾和膀胱。舌强为热盛伤阴，或风痰阻络；歪斜为内风夹痰，瘀阻络脉；舌卷缩为寒凝络绌，或痰阻舌根，或热伤津液；舌下络脉粗胀青紫为血瘀。观察舌苔、舌质、舌态，虽各有不同的病理重点，但临证必须综合分析，方能提高辨识的准确性。

（2）根据外感内伤，分别掌握其重点。外感急性热病重在观察舌苔，以了解病人的寒热，邪正的消长进退；内伤慢性杂病重在观察舌质，以了解脏腑气血虚实，证候特征及病机的属性重点。

（3）同一舌苔，在邪正、虚实、寒热方面，有轻重、深浅的差别，例如，舌苔白腻，病属寒湿，但白腻的程度悬殊较大，必须依此判断湿邪的轻重；同一黄腻舌苔，病属湿热，如深黄厚腻者为湿热深蕴，中部聚积成腐者又有夹滞之候，若干燥少津，已有伤阴之机。

（4）判别病机属性真假。同一黑苔，如黑而润滑者为阴寒内盛，有水极似火之势；若黑而燥裂有刺者，又为热极之证。

（5）注意病机的错综夹杂。如舌苔黄白相间多为寒热错杂，或温邪由表初传入里，表里同病之候；舌质光淡少津者，多为正虚气阴两伤之象。

二、闻诊

闻诊包括闻声音和嗅气味。

（一）闻声音

1. 声音与症状

（1）声音高亢：语声响亮，烦躁多言，是正气未虚，属于热证、实证。如患者语声低弱，少气懒言或语声嘶哑，甚则失声，暴病突发者多实，久病积渐加重者多虚。

（2）语声重浊：乃外感风寒，肺气不宣，肺津不布，气郁津凝，湿阻肺系会厌，声带变厚，以致声音重浊。或声音嘶哑，新病暴哑，为风寒束表，肺系会厌受其寒侵，经隧收引，津凝会厌，以致不能发音。因其病性属寒属实，前人称为"金实不鸣"。而久病声音嘶哑，为肺肾阴虚，水不制火，火灼肺金所致。因其病性属虚，前人称为"金破不鸣"。若久病、重病突然声哑，是脏气将绝之危证。

（3）声低息短，少气懒言：中气虚损的象征。

（4）神昏谵语：指患者神志不清，语无伦次。如果是急性热病，多为热入心包，蒙扰神明。

（5）郑声：疾病末期，出现神志不清，语声低微，内容重复，是久病正衰，心气虚损，精神散乱。

（6）咳声高低缓急，可辨寒热虚实：咳声清高、无疾、舌红、乏津，是燥热犯肺，或水不涵木，木火刑金；咳声重浊，痰多清稀，是外感风寒，内停水饮，或少阴阳虚，水饮内停；咳声急迫，连声不止，是寒邪束表，气道挛急所致；吐出痰液其咳即止，是痰阻气道之征。

（7）呃逆：膈肌痉挛病变。其声高亢，连声不止者，为肺气不宣，脾气不运，肝气不舒，导致膈膜痉挛，病性属实；若呃声低微，时呃一声，病性属虚，脾肾阳虚，膜失其温而呃者有之；肝肾阴虚，膜失其濡而呃者，间亦有之。

（8）呕吐应辨食入即吐、朝食暮吐、吐势缓急等以分虚实，呃逆声高而频作属实，声低气怯无力、断续时作多虚。

2. 声音与五脏的对应

闻声音还包括中医师经过系统培训后通过患者的声音（按照角、徵、宫、商、羽这五音）分别找出肝、心、脾、肺、肾五脏所对应的病位及虚实。

肝在声为呼，五音对应角，调而直。肝主升发，音声相应则没病，如果角乱，说明病在肝。

心在声为笑，五音对应徵，和而长。心为君主之官，有绵长和谐、内圣外王的意思，音声相应则没病，如果徵乱，说明病在心。

脾在声为歌，五音对应宫，大而和，音声相应则无病，如果宫乱，则病在脾。脾为后天之本，脾主四肢、主肌肉，健康的表现应是大而合。

肺在声为哭，五音对应商，轻而劲，肺在上焦，当然要轻盈。"劲"可以理解为金具有开破之性的那种感觉，音声相应则无病，如果商乱，说明病在肺。

肾在声为呻，五音对应羽，深而沉。肾主收藏，音声相应则无病，如果羽乱，则说明病在肾。

五音特性和五行相应，五音影响五脏，五脏影响五音，有诸藏于内而必形于外，意思是体内有了问题，一定会在体外通过某种方式显现出来，从而得出患者的五行病位和气血虚实。该方法也可以用于网络问诊。

（二）嗅气味

嗅气味主要是嗅患者的口气、汗气及大小便的气味等。口出酸臭气味是宿食，大便臭秽主热证，气腥为寒证，小便臊臭或混浊多属湿热，白带臭秽属湿热，量多气腥属虚寒。如口出酸腐臭气为胃肠积滞；口中腐臭，牙龈糜烂为牙疳；咳吐腥臭脓血浊痰为肺痈；温热病口臭喷人或汗气臭秽为疫毒炽盛；病体有尸臭味为脏气衰竭的危候等。结合辨病而言，如尿毒症患者的口中尿臭，肝昏迷患者的肝臭，糖尿病酮中毒患者的烂苹果味，咳吐血患者的血腥味等。

三、问诊

问诊内容涉及范围很广，是获取疾病信息的重要途径，很多名老中医非常重视问诊。问诊包括问一般情况，问生活史，问家族病史和既往病史，问起病，问现在症。

要理解中医问诊的目的主要是为了辨证，不同于西医学的完全辨病。如问寒热，要问清是恶寒发热及寒热的轻重主次，还是但寒不热、但热不寒或寒热往来，发热是壮热还是潮热、身热不扬等，以辨病位、病性。问疼痛要问清是胀痛、走窜痛、刺痛、固定痛、冷痛、灼痛、绞痛、隐痛、空痛，还是拒按、喜按等，以辨寒热气血虚实，从而为治疗提供重要的依据。同时还要注意问患者居住地的内外环境、气候、生活及饮食嗜好、性格情绪等与疾病的关系。

明朝张景岳曾编有十问歌："一问寒热二问汗，三问头身四问便，五问饮食六问胸，七聋八渴俱当辨，九问旧病十问因，再兼服药参机变，妇女尤必问经期，迟速闭崩皆可见，再添片语告儿科，天花麻疹全占验。"对问诊内容做了概括。

附网诊的"简易问诊单"：

姓名：　　　　　性别：　　　　　年龄：

1. 病史：西医诊断结果？

答：

2. 是否在吃降压药或降糖药？

答：

3. 既往病史、治疗史。

答：

4. 主述（主要的症状、感觉）。

答：

5. 目前最想治疗哪方面？

答：

6. 问寒热：怕冷？怕热？怕风？

答：

7.（如怕冷、怕热、怕风）在身体哪个部位？

答：

8. 问汗出情况：出汗多还是少？晚上睡觉出汗吗？平时就出汗还是运动才出汗？

答：

9. 问头身：头晕或头痛或头蒙？

答：

10. 问咳嗽：有无痰？如有痰，是白痰或黄痰或黏痰？

答：

11. 问流鼻涕：有无流鼻涕？如有，是白色还是黄色？

答：

12. 问舌：望舌时舌白还是舌红？

答：

13. 耳鸣、眼有分泌物或眼干吗？

答：

14. 口干或口渴或口臭或口苦或口黏吗？

答：

15. 是否乏力没精神？

答：

16. 身体、四肢、颈肩有酸痛感吗？腰有酸痛吗？

答：

17. 手脚心凉吗？还是烦热？

答：

18. 下肢有无水肿？如有，按压凹陷能马上恢复吗？

答：

19. 小腿肚皮肤有纹路吗？或者脱皮吗？

答：

20. 问二便的大便：几天一次？是否正常成形？是溏稀还是干燥难解？还是前干后稀烂？

答：

21. 问二便的小便：尿频尿急吗？夜尿几次？颜色清还是淡黄或深黄？

答：

22. 胸腹：胸闷？心慌？胸口有没有不舒服？胸口有没有烧心火辣辣的感觉？

答：

23. 咽喉有异物感吗？

答：

24. 是否有打嗝或呕？

答：

25. 吃饭胃口如何？感觉有胃凉或胃热或胃胀或胃部其他症状吗？

答：

26. 小腹（肚子）怕寒吗或发凉怕风？是否有腹痛？睡觉一定要盖肚子吗？肚子有没有咕噜咕噜叫？

答：

27. 对什么过敏吗？

答：

28. 喝水多还是少？喜热水还是凉水？

答：

29. 睡眠如何？做梦多还是少？

答：

30.（女性）月经提前还是推后？月经天数？是否有痛经？

答：

31.（男性）有没有阴囊潮湿？

答：

32. 下眼睑皮白色无血？还是半白半红？全红？

答：

33. 拍舌相和双手照片发来（舌正面和舌背面，双手掌及背）。

答：

四、切诊

切诊包括脉诊和触诊。

（一）脉诊

脉诊是最常见的，甚至成为中医的特征形象，中医通过诊脉可以了解人体全身气血的情况。清朝江涵暾的《笔花医镜》有诊脉歌："病患双腕仰，高骨定为关，寸脉量虎口，尺脉准臂弯，左寸心包络，左关胆与肝，左尺司何职，膀胱肾系焉，右寸胸中肺，胃脾属右关，要知大肠肾，右尺自昭然。"明朝李时珍著有《濒湖脉学》，详细介绍了二十七种脉象及主病，但脉理幽微，其体难辨，心中易了，指下难明，差之毫厘，谬以千里，故有"切而知之谓之巧"之说，初学不易掌握，临症日久自有心得。

1. 脉诊的作用

脉诊非常重要，扁鹊把颈、腕、踝的"三部九候"脉诊改为"独取寸口"是什么道理？古人认为肺朝百脉，脉会太渊，太渊部位正当寸口，寸口是五脏六腑之终始。因此，全身各部分有病，都可以由寸口脉反映出来。以五脏六腑之气味，皆出于胃，变见于气口。气口即寸口，说明寸口脉搏之所以能够反映五脏六腑的病变，是因为脾胃将水谷精微运送到各脏腑为之营养。脏腑之气亦有赖于脾胃的运行，手太阴肺脉实起于中焦脾胃，因此脏腑诸气的变化，都可以通过脾胃经脉的运行而反映于手太阴寸口。

寸口脉诊用三指定位，先用中指按在高骨（桡骨茎突）定关部，然后用食指在关前定寸部，无名指在关后定尺部。三指应呈弓形斜按在同一水平，以指肚按触脉体，以便按寻。三指的疏密，应以患者的高矮适当调整。小儿寸口脉部位狭小，不能容纳三指，可用"一指（拇指）定关法"，而不细分三部。三岁以下的小儿，用望指纹代替切脉。

切脉时常运用三种指力。开始轻用力，在皮肤为浮取，名为"举"；然后中等度用力，在肌肉为中取，名为"寻"；再重用力，在筋骨为沉取，名为"按"。根据临证的需要，可用举、寻、按或相反的顺序反复触按，也可分部取一指直压体会。寸、关、尺，每部有浮、中、沉三候，称为"三部九候"。切脉时应处于安静的环境。如患者刚经过剧烈的活动，应先让其休息片刻，然后切脉。切脉者必须呼吸均匀，态度认真，要过细，把注意力集中于指下。每次诊脉的时间不应少于1分钟。

2. 正常脉象

健康人的脉象称为正常脉象，又称平脉和缓脉。

正常脉象的基本形象：三部有脉，不浮不沉，不快不慢，成人一息（一呼一吸为一息）四至，和缓有力，节律均匀即无病之人。其中以"和缓有力，节律均匀"最为要领。通过切脉的"至数"诊断病变在何脏腑。患者脉搏85次/分以上，排除感冒发烧、甲亢和妇女怀孕，若有胸闷气短症状，舌象紫红或有瘀斑，考虑为心脉瘀阻；患者脉搏60次/分左右，舌象淡白或光而无苔，考虑心气虚或心血虚；患者脉搏72次/分左右，兼有浮、沉、弱、弦、芤、伏、革、牢某一脉象，可考虑为肝、脾、肾脏三脏的病变。通过切脉"至数"能够正确诊断病变的脏腑，从而组方用药，达到治疗效果。这样切脉时就能初步诊定病变在何脏腑和阴阳、寒热、表里、虚实。

正常脉象要牢记和理解中医平脉这一脉象的胃、神、根三个特点。

（1）胃。《素问·平人气象论》说："有胃则生，无胃则死。"平人脉象不浮不沉，不疾不徐，从容和缓，节律一致，是为有胃气。或者凡病脉不论浮、沉、迟、数，但有徐和之象，便是有胃气。

（2）神。中医基础认为"心主血而藏神"。脉是血之府，心神健旺，脉象自然有神。脉神，就是脉来柔和。如微弱的脉，微弱之中不至无力的为有神；弦实的脉，弦实之中仍带有柔和的为有神。神的盛衰对判断疾病的预后有一定意义。

（3）根。人体十二经脉全靠肾间动气以为生发，肾气犹存，好比树木之有根，枝叶虽枯，根本不坏，尚有生机，肾气未绝，则脉必有根。《脉诀》说："寸关虽无，尺犹不绝，如此之流，何忧殒灭。"可见尺脉的重要。三部脉沉取有力，或尺脉沉取有力，就是有根的脉象形态，便是有生机。若脉浮大散乱，按之则无，则为无根之脉，为元气离散，类似活死人。

3. 二十八脉主病和主证

（1）浮脉类（6种）。

浮脉：表证或虚证。

洪脉：里热证。

濡脉：虚证、湿证。

散脉：元气离散。

芤脉：失血、伤阴。

革脉：亡血、失精、漏下。

（2）沉脉类（4种）。

沉脉：里证，亦可见于无病之正常人。

伏脉：邪闭、厥证、痛极。

弱脉：气血阴阳俱虚证。

牢脉：阴寒凝结、内实坚积。

（3）迟脉类（4种）。

迟脉：寒证，迟而有力为寒痛冷积，迟而无力为虚寒。久经锻炼的运动员，脉迟而有力，则不属病脉。

缓脉：湿证、脾胃虚弱。平缓之脉，是为气血充足，百脉通畅；若病中脉转缓和，是正气恢复之征。

涩脉：精血亏少、气滞血瘀、夹痰、夹食。

结脉：阴盛气结、寒痰、血瘀、症瘕积聚。

（4）数脉类（4种）。

数脉：热证。有力为实热，无力为虚热。

疾脉：阳极阴竭，元阳将脱。

促脉：阳热亢盛，气血痰食瘀滞。

动脉：痛证、惊证。妇女妊娠反应期可出现动脉，这对临床诊断早孕有一定价值。

（5）虚脉类（5种）。

虚脉：诸虚证。

细脉：脉细如线，但应指明显。

微脉：阴阳气血诸虚，阳气衰微。

代脉：脏气衰微，风证，痛证。

短脉：气病。有力为气滞，无力为气虚。

（6）实类脉（5种）。

实脉：三部脉举按均有力，为实证。

滑脉：痰饮、食积、实热。妇女妊娠见滑脉，是气血充盛而调和的表现。

弦脉：肝胆病，痰饮，痛证，疟疾。

紧脉：寒证、痛证。

长脉：肝阳有余、火热邪毒等有余之症或健康人正气充足，百脉畅通无损，气机升降调畅，脉来长而和缓。

（二）触诊

触诊包括触胸腹、四肢、皮肤等部位，但在临床上尤以胸腹诊的意义最为重要。

1.按胸胁

胸膺为心肺之所居。如胸部胀满，甚至隆起，手叩击音清者多属肺胀，临床上叩诊为鼓音；手叩击音浊者多病痰饮（或为炎症）。两胁的肝胆脾胰肿大或腹部包块都可触及。腰肾区叩触酸痛不适者，可能与肾的病变有关。

2.按脘腹

脘在心下、上腹部，属胃所居。剑突下与脐的中点压痛多为胃的病变，脐部压痛多是肠炎，右下腹麦氏点压痛要考虑是否有阑尾炎。如用中医下法时可按脘下看是否胀气或饱满，如果腹部软而消瘦就要慎重用攻（泻）下药。

3. 触查胸腹

触查胸腹往往与按同时进行。触查胸腹一是要了解有无痞满、疼痛、包块、膨胀等及其所在部位；二是了解其拒按、喜按、新病、久病等相关症状的关系。

4. 触四肢

四肢皮温可感知患者体质的寒热及气血是否充足。

综上所述，中医四诊是临证的必备手段，但当前在临证时还应采取现代医学相关检测手段和方法为中医所用，相当于延伸我们的感官，获取更多的信息，有助于提高中医的诊治能力。

第二节　病因和病机

中医病因"三因学说"中的"七情"是指引起人体发病的各种精神致病因素，"六淫"是指反常的气候引起的致病的诱因或原因。此外，还有一类具有传染性、流行性和毒性强烈特性的致病因素，中医称作"疫疠之气"，亦属外因范畴。内外伤杂病包括饮食劳欲、跌仆损伤、虫兽咬伤等。病机十九条是中医诊断和治疗疾病的基本准则。医者在诊断疾病的时候要结合五行的脏腑，辨证和治疗时"谨守病机，各司其属"。认识这些病因和病机，有助于中医师的开方和针灸。

一、病因

中医的"三因学说"认为使人生病的因素有三。第一，"七情"

（内因）：喜、怒、忧、思、悲、恐、惊称为（七种）情志病因。第二，"六淫"（外因）：风、寒、暑、湿、燥、火称作（六种）邪气。第三，内外伤杂病（非内外因），即饮食劳欲、跌仆损伤、虫兽咬伤等。

（一）七情

中医的"七情"是指引起人体发病的各种精神致病因素，即喜、怒、忧、思、悲、恐、惊。中医对"七情"致病很重视，尤其认为其与慢性病的发病有很大关系。

"七情"作为致病因素之一，临床上可以追问到发病的起因。大喜会伤心，能使人神气耗散。大怒会伤肝，能使人气机上逆，部分患者因大怒气逆而突发晕厥、不省人事。忧是指忧愁、忧虑，是情志沉郁的状态。悲是指悲哀、悲伤，是精神怫郁、烦恼伤感的情绪。忧可使人的气机闭塞不行，悲则可使人的正气受到消耗。悲忧会伤肺。思是思虑，指集中精神，运用智慧，思考问题，正常情况下不会致病，但思虑过度，就会伤脾，使得气机郁结，出现消化不良或食欲缺乏的现象。恐是精神极度紧张所引起的胆怯或恐惧表现，中医认为大恐伤肾，如极度恐惧时出现大小便自遗（失禁）的现象。惊是突然遇到非常事件，而致精神极度紧张的状态，常常会内动心神，神惊气乱，不知所措。

这些"七情"往往是很多难治慢性病的诱因或起因，解开患者的心结是治愈慢性病的重要手段。如治疗肿瘤患者首先要"调心"，就是解除患者的"七情"。

（二）六淫

中医将风、寒、暑、湿、燥、火六种邪气，称"六淫"。"淫"有过度之意。正常情况一年四季也有风、寒、暑、湿、燥、火的变化，如其如不过度就不叫"六淫"，而叫"六气"。

正常的气候变化，一般容易适应而不会使人生病，只有反常的

（右侧竖排）第二章　中医诊疗模式初探

气候才是致病的诱因或原因。反常的气候变化使人体一时难以适应，机体抵抗力下降，外邪就会乘虚而入，使人发病。我们考虑风、寒、暑、湿、燥、火作为直接致病的因素，还包含着现代的生物性、化学性和物理性等多种致病因素，如空调、冰箱的使用等。

（三）内外伤杂病

内外伤杂病包括饮食劳欲、跌仆损伤、虫兽咬伤等。

二、病机

"病机十九条"出自《黄帝内经·素问》，是中医诊断和治疗疾病的基本准则。医者在诊断疾病的时候要"审察病机，无失气宜"。在治疗疾病的时候要"谨守病机，各司其属"。原文如下：

帝曰："愿闻病机何如？"

岐伯曰："诸风掉眩，皆属于肝；诸寒收引，皆属于肾；诸气膹郁，皆属于肺；诸湿肿满，皆属于脾；诸热瞀瘛，皆属于火（心）；诸痛痒疮，皆属于心（火）；诸厥固泄，皆属于下；诸痿喘呕，皆属于上；诸禁鼓栗，如丧神守，皆属于火；诸痉项强，皆属于湿；诸逆冲上，皆属于火；诸胀腹大，皆属于热；诸躁狂越，皆属于火；诸暴强直，皆属于风；诸病有声，鼓之如鼓，皆属于热；诸病胕肿，疼酸惊骇，皆属于火；诸转反戾，水液浑浊，皆属于热；诸病水液，澄澈清冷，皆属于寒；诸呕吐酸，暴注下迫，皆属于热。"

故大要曰："谨守病机，各司其属，有者求之，无者求之，盛者责之，虚者责之，必先五胜，疏其血气，令其调达，而致和平，此之谓也。"

熟读以上病机，在临床上可加以运用。现归纳如下：

（1）五脏病机五条：诸风掉眩，皆属于肝；诸寒收引，皆属于肾；诸气膹郁，皆属于肺；诸湿肿满，皆属于脾；诸痛痒疮，皆属于心（火）。例如看到"诸痛痒疮"，说明病机归于"心"，针灸取心经或小肠经的穴位，用药可用补泻或入"心"或心经的药。其余病机类推。

（2）上下病机两条：诸痿喘呕，皆属于上；诸厥固泄，皆属于下。

（3）风寒湿病机三条：诸暴强直，皆属于风；诸病水液，澄澈清冷，皆属于寒；诸痉项强，皆属于湿。

（4）火病机五条：诸热瞀瘛，皆属于火（心）；诸禁鼓栗，如丧神守，皆属于火；诸病胕肿，疼酸惊骇，皆属于火；诸逆冲上，皆属于火；诸躁狂越，皆属于火。

（5）热病机四条：诸胀腹大，皆属于热；诸病有声，鼓之如鼓，皆属于热；诸转反戾，水液浑浊，诸属于热；诸呕吐酸，暴注下迫，皆属于热。

第三节　辨证论治

八纲辨证是中医师在临床上通过中医四诊等对患者按照八纲（阴、阳、表、里、寒、热、虚、实）辨证论治的理论。对患者辨其阴阳的偏颇（偏阴或偏阳，偏阴有里、寒、虚，偏阳有表、热、实）、病位（表、里）、性质（寒、热）、功能（虚、实）。按照病位则解表或温里；按照性质则寒者热之，热者寒之；按照功能则虚者补之，实者泄之。调和及平衡阴阳是中医治疗的原则和方法。

一、八纲辨证

八纲辨证就是把各种疾病分为八大类型，即阴、阳、表、里、寒、热、虚、实，是辨证论治的理论基础。这八种疾病的类型是中医师通过对患者四诊后掌握的一些资料，再根据患者体质的强弱、疾病的盛衰及性质、病位的深浅，综合分析这些资料之后得出来的。在这八纲之中，阴和阳是疾病的类别的反映，表和里是病位的深浅的反映，寒和热是疾病的性质的反映，虚和实是邪正盛衰的反映。八纲辨证的具体内容如下。

（一）阴阳辨证

阴阳是八纲的总纲，阴证包括虚、里、寒，阳证包括实、表、热。阴证主要指的是虚寒证，临床表现为倦怠无力、精神不振、面色暗淡、四肢畏寒、口淡不渴、下利清谷等；阳证主要指的是实热证，临床表现为躁动不安、大便秘结、发热、呼吸气粗、小便短赤等。

阴阳虚损会导致阴虚或阳虚。阴虚的临床表现为潮热、盗汗、消瘦、低热、五心烦热、脉细数等；阳虚表现为神疲乏力、口淡不渴、少气懒言、四肢畏寒等。虚寒证与实热证、阴虚与阳虚在临床上一定要分清楚。通常中药的作用是调偏，虚实寒热要本着补虚泻实或寒者热之、热者寒之的原则。

（二）表里辨证

表里是一个相对的概念，它反映的是病势的轻重和病位的深浅。表的部位有皮肤、肌肉、筋骨和关节，里的部位指五脏六腑（内脏），脏与腑又分腑为表，脏为里。表证主要指的是疾病比较浅而轻，如六淫邪气经过口鼻和皮毛侵入时产生的一些证候，经常是发生在外感病的初级阶段，特点是发病急、病程短，临床表现为发热、恶寒、脉浮、头身痛、鼻塞、咳嗽、流涕、咽喉痛等；里证指的是疾病深且重，多发生在一些外感疾病的中后期或者一些内伤病，病程一般比较长，临床表现是便秘、腹泻、烦躁、头晕、脉沉等。

表证和里证的辨别一般是通过观察疾病的寒热、脉象或舌象的变化得出。具体来说，脉浮多为表证，脉沉多为里证；发热恶寒多为表证，发热不恶寒多为里证；舌苔变化少为表证，舌苔变化多为里证。临床上通常表证需解，里证需根据其寒热或虚实用药。

（三）虚实辨证

虚实是反映邪气盛衰的一对概念。虚证指的是人体正气不足所产生的一些证候，包括脏腑、阴阳、精血等不同程度的损伤，临床表现为面色淡白、身疲乏力、心悸气短、小便频繁或小便不禁、精神萎靡、盗汗等；实证指的是体内邪气过盛所导致的一些证候，是邪气侵入身体或内脏功能失调所致，临床表现为呼吸气粗、胸闷烦躁、小便不利、大便秘结、腹部胀痛、舌苔厚腻等。虚证宜补，实证宜攻。

虚证和实证的辨别一般有以下规律：体壮、舌老、外感病初期和中期、声高气粗、脉实有力、痛处拒按等症状多为实证；体弱、舌嫩、外感病后期、声低气怯、脉虚无力、痛处喜按等症状为虚证。有时虚实还要分真假，一般来说腹部胀痛，但是时胀时不胀，或按之痛减，脉弦而无力为真虚假实，而虽不欲食但能进食，腹部胀痛，按之痛增，脉虽沉但按之有力等症状多为真实假虚。

（四）寒热辨证

寒热表示的是疾病的性质，一般来说，阳盛为热证，阴盛为寒证。寒证的病性属寒，一般伴随脏腑功能的减退，临床表现为面色苍白、大便溏稀、恶寒喜暖、四肢寒冷等；热证的病性属热，一般伴有脏腑功能充亢，表现为小便短赤、面红耳赤、烦躁不安、恶热喜冷等。寒证和热证的表现有所不同，恶寒喜热、口淡不渴、面白、四肢冷等症状为寒证，恶热喜冷、口渴喜冷饮、面红、四肢温热多为热证。

寒热证的表现有时会有一些假象，临床需认真观察。如口渴却喜热饮、身热却喜盖衣被、面红却时隐时现、脉大却无力等症状属于真寒假热，手足逆冷却脉沉有力、四肢虽冷却身热不恶寒、烦渴却喜冷饮等属于真热假寒。

二、六经辨证

《伤寒论》之卓越贡献在于创立了六经辨证论治体系，其将外感热病发展过程各个阶段所呈现的各种症状，概括为六个基本类型：太阳病、少阳病、阳明病、太阴病、少阴病、厥阴病，并以之作为辨证论治的纲领。但六者之间不是孤立的，而是彼此有着密切的有机联系，并能互相传变。其三阴三阳分证，客观地反映了外感热病由表入里、由浅入深、由轻到重、由实转虚的发展规律，将后世所称的"八纲辨证"体现在六经分证中，有机地将中医的理法方药结合在一起，因此具有极高的临床意义。《伤寒论》以水火分阴阳，又巧妙地把阴阳细分为三阴三阳，形成六经辨证论治体系。

六经辨证如按方证派来讲，分为表、里、半表半里。然后又细分为表阳、表阴、里阳、里阴、半表半里偏阳、半表半里偏阴。这样可构成六经病，即表阳证为太阳病，表阴证为少阴病，里阳证为阳明病，里阴证为太阴病，半表半里偏阳证为少阳病，半表半里偏阴证为厥阴病。表的病位主要是皮表，包括皮肤、肌肉、关节、筋骨，还有人体胸膈以上（即上焦）也应算表的范围。里的病位主要包括五脏及食道、胃、小肠、大肠等。半表半里就是除去表和里的这个"腔"，包括胸腔、腹腔、脑腔、盆腔，还有一些孔窍，比如耳窍、眼窍等，因此，半表半里涉及范围较广。

（一）太阳病

太阳统摄营卫，主一身之表，为诸经之藩篱。凡感受六淫之邪，皆自表入里，首犯太阳，故其为外感热病之最初（早期）阶段。其提纲为"太阳病，脉浮，头项强痛而恶寒"。又据其临床表现分为表证、里证两类。表证又因所感邪气不同及体质差异分为中风、伤寒和温病三种；里证亦为太阳腑证（表证又名太阳经证），分为蓄水和蓄血两种。太阳中风、太阳伤寒或温病，用药的方剂不一样。太阳伤寒证是体痛（无汗）、脉浮紧，病机为风寒外束，卫阳被遏，失于温煦，故"必恶寒"。因营阴郁滞，太阳经气运行不畅，是以身体疼痛。《伤寒论·辨证广注·太阳病》说："寒邪在表，皮肤闭而为热，则其人当无汗而恶风寒。"太阳伤寒与太阳中风证相较，同是风寒表证，但有虚实之异，太阳中风证为表虚证，太阳伤寒证为表实证，二者在脉症上以有汗与无汗、脉缓与脉紧为鉴别要点。太阳伤寒用麻黄汤，太阳中风用桂枝汤，温病用银翘散，初学者对于有表证者都可使用葛根汤。

（二）阳明病

阳明主燥，为多气多血之证，又主津液所生病。邪入阳明，多从燥化，无论其本经受邪，还是他经传来者，其证多以里热燥实为主，故其提纲为"阳明之为病，胃家实是也"。依据其临床表现又分为热证与实证，热证亦称阳明经证，以"大热、大汗、大渴、脉洪大"为特征（又称为四大证）；实证又名阳明腑证，以"燥、实、痞、满"为特征（燥实证，大便秘结）。按照经络，有足阳明胃经的证，治疗用白虎汤（阳明经证）或承气汤类（有大便秘结的阳明腑证）。

（三）少阳病

少阳主相火、主枢机，其病为"少阳相火炎炎，枢机不利"，而以"口苦，咽干，目眩"为纲。其可由他经传入或本经自病，即邪入少阳，病邪已离太阳之表，但又未入阳明之里，称为半表半里证。临证中或兼有表或兼有里等不同证型，如太阳少阳合病、少阳阳明合病等。有少阳的半表半里证可以用小柴胡汤或柴胡方类汤证处方。

（四）太阴病

太阴为三阴之表，本湿而标阴，喜燥而恶湿。太阴为病，病从其本，无论外邪直中，还是三阳误治而内传者，皆脾阳受损，寒湿内阻。其证属里属寒，以"腹满而吐，食不下，自利益甚，时腹自痛"为提纲。临床表现亦会有兼表或兼气血不和等多种证型。出现属里属寒的病证特点"腹满而吐，食不下，自利益甚，时腹自痛"时，按照张仲景指出的"当温之"，其治疗方法以温阳祛寒、健脾化湿为主，如四逆汤一类的温阳处方。根据病型的不同，太阴表证可用汗法，主用桂枝汤；太阴里证又当温通脾络，方用桂枝加芍药汤或桂枝加大黄汤。

（五）少阴病

少阴本热而标阴，手少阴心主火，足少阴肾主水，水火交泰则阴阳平衡。少阴病可外邪宜中，或他经传入，以心肾虚衰、气血不足为主，故提纲为"少阴病，脉微细，但欲寐"，为外感热病发展的后期危重阶段。据其临床表现，本病有从标从本者，故有寒化和热化两类。寒化证以心肾阳虚、阴寒内盛为主（亦有阴盛格阳之真寒假热），热化证以阴血不足、虚火上炎为主。"脉微细，但欲寐"是关注点。治疗用麻黄附子细辛汤。

（六）厥阴病

厥阴风木，本阳标阴，阴尽阳生之脏，与少阳相火相表里。邪至其经，从阴从寒，从阳从热，故为病阴阳错杂，寒热混淆。病以"消渴，气上撞心，心中疼热；饥而不欲食，食则吐蛔；下之利不止"为提纲。临床多为上热下寒、厥热胜复证，常见厥、利、呕、哕四大症状。临证据其表现及成因不同，分为蛔厥、脏厥、寒厥、热厥、水厥、痰厥等类型。治宜清上温下，乌梅丸为治疗厥阴病的代表方剂（该方含酸、甜、苦、辣、咸五味，看似杂乱，实际上可治疗多种杂病，千万不要误以为只用于治疗蛔虫病）。厥阴病发厥者，当辨析其寒热以决定治法。属阳虚寒厥，症见厥逆、恶寒、下利、脉微，治宜四逆汤或四逆加人参汤等方以回阳救逆；属血虚寒厥，症见手足逆冷、脉细欲绝，则宜养血散寒为大法，用当归四逆汤、当归四逆加吴茱萸生姜汤等方；如热邪传入厥阴，症见烦满消渴、舌卷囊缩、谵语便秘，手足乍温乍凉，脉沉有力者，可用大承气汤急下之。

三、三焦辨证

三焦辨证是清朝的温病学派在临床实践中发展的学说之一，对临床治疗发热性疾病有实际指导意义。上焦主要包括手太阴肺和手厥阴心包经的病变，多为温热病的初期阶段。中焦主要包括手、足阳明和足太阴脾经的病理变化。脾胃同属中焦，阳明主燥，太阴主湿。邪入阳明而从燥化，则多呈里热燥实证；邪入太阴从湿化，多为湿温病证，其中足阳明胃的病变多为极期（中期）阶段。下焦主要包括足少阴肾和足厥阴肝经的病变，多为肝肾阴虚之候，属温病的末期阶段。

三焦病的各种证候，可以通过四诊获得。可通过舌诊、脉诊判断病位在上焦或中焦或下焦，再找到病变的脏腑及其寒热虚实。三焦病的传变是疾病的发展过程，虽然有自上而下，但这仅指一般而言，也并不是固定不变的。有的病犯上焦，经治而愈，并无传变，有的又可自上焦径传下焦，或由中焦再传肝肾的，这也与六经病的循经传或越经传相似。

（一）上焦病证

上焦病证是指温热病邪侵袭人体，从口鼻而入，自上而下，一开始就出现的肺卫受邪的证候。温邪犯肺以后，它的传变有两种趋势，一种是顺传，指病邪由上焦传入中焦而出现中焦足阳明胃经的证候；另一种为逆传，即从肺经传入手厥阴心包经而出现"逆传心包"的证候。

临床表现：微恶风寒，身热自汗，口渴或不渴而咳，午后热甚，脉浮数或两寸独大，邪入心包，则舌蹇肢厥，神昏谵语。

证候分析：邪犯上焦，肺合皮毛而主表，故恶风寒；肺病不能化气，气郁则身热；肺气不宣，则见咳嗽；午后属阴，浊阴旺于阴分，故午后身热；温热者邪在表，故脉浮数；邪在上焦，故两寸独大；温邪逆传心包，舌为心窍，故舌蹇；心阳内郁，故肢厥；热迫心伤，神明内乱，故神昏谵语。

（二）中焦病证

中焦病证是指温病自上焦开始，顺传至中焦，表现出的脾胃证候。若邪从燥化，或为无形热盛，或为有形热结，表现出阳明失润，燥热伤阴的证候；若邪从湿化，郁阻脾胃，气机升降不利，则表现出湿温病证。因此，在证候上有胃燥伤阴与脾经湿热的区别。

1.胃燥伤阴证

胃燥伤阴证指病入中焦，邪从燥化，出现阳明燥热的证候。

临床表现：身热面赤，腹满便秘，口干咽燥，唇裂舌焦，苔黄或焦燥，脉象沉涩。

证候分析：阳热上炎，则身热面赤；燥热内盛，热迫津伤，胃失所润，则见身热腹满便秘，口干咽燥，唇裂苔黄或焦燥；气机不畅，津液难于输布，故脉沉涩。本证病机与临床表现和六经辨证中的阳明病证基本相同，但本证为感受温邪，传变快，人体阴液消耗较多。

2.脾经湿热证

脾经湿热证是指湿温之邪郁阻太阴脾经而致的证候。

临床表现：面色淡黄，头重身痛，汗出热不解，身热不扬，小便不利，大便不爽或溏泄，苔黄滑腻，脉细而濡数，或见胸腹等处出现白痦。

证候分析：太阴湿热，热在湿中，郁蒸于上，则面色淡黄，头重身痛；湿热缠绵不易分解，故汗出热不解；湿热困郁，阻滞中焦，脾运不健，气失通畅，故小便不利，大便不爽或溏泄；湿性黏滞，湿热之邪留恋气分不解，郁蒸肌表，则见身热不扬；白㾦透露，苔黄滑腻，脉细而濡数，均为湿热郁蒸之象。

（三）下焦病证

下焦病证是指温邪久留不退，劫灼下焦阴精，肝肾受损，而出现的肝肾阴虚证候。

临床表现：身热面赤，手足心热甚于手足背，口干舌燥，神倦耳聋，脉象虚大；或手足蠕动，心中憺憺大动，神倦脉虚，舌绛少苔，甚或时时欲脱。

证候分析：湿病后期，病邪深入下焦，真阴耗损，虚热内扰，则见身热面赤，手中心热甚于手足背，口干舌燥等阴虚内热之象；阴精亏损，神失所养则神倦；阴精不得上荣清窍则耳聋；肝为刚脏，属风木而主筋，赖肾水以涵养，真阴被灼，水亏木旺，筋失所养而拘挛则出现手脚蠕动甚或痉挛；阴虚水亏，虚风内扰则心中憺憺大动；至于脉虚，舌绛苔少，甚或欲脱，均为阴精耗竭之虚象。

（四）三焦病证的传变规律

三焦病的各种证候，标志着温病病变发展过程中的三个不同阶段。其中上焦病证候多表现于温病的初期阶段，中焦病证候多表现于温病的极期（中期）阶段，下焦病证候多表现于温病的末期阶段。其传变一般多由上焦手太阴肺经开始，由此而传入中焦，进而传入下焦为顺传；如感受病邪偏重、抵抗力较差的患者，病邪由肺卫传入手厥阴心包经者为逆传。

三焦病的传变取决于病邪的性质和受病机体抵抗力的强弱等因素。如患者体质偏于阴虚而抵抗力较强的，感受病邪又为温热、温毒、风温、瘟疫、冬瘟，若顺传中焦，则多从燥化而为阳明燥化证；

若传入下焦，则为肝肾阴虚之证。如患者体质偏于阳虚而抵抗力较弱者，感受病邪又为寒湿，若顺传中焦，则多从湿化，而为太阴湿化证；若传入下焦，则为湿久伤阳之证。唯暑兼湿热，传入中焦可从燥化，也可以湿化；传入下焦，既可伤阴，也可伤阳，随其所兼而异。

四、卫气营血辨证

卫、气、营、血在《黄帝内经》中是指构成人体和维持人体生命活动的基本物质。到了清代，叶天士根据前人有关卫气营血的论述，结合自己的实践经验，在《温热论》中将卫气营血作为温病的辨证纲领，用以分析温病病情浅深轻重及其传变规律，把温病的发生发展过程概括为四类不同证候，并提出相应的诊法和治法，从而创立了卫气营血辨证这一理论体系。

卫气营血辨证主要是把外感温病由浅入深或由轻而重的病理过程分为卫分、气分、营分、血分四个阶段，各有其相应的证候特点，其相应临床表现可概括为卫分证、气分证、营分证、血分证四类证候。病变按卫、气、营、血逐步发展至营分、血分者为逆传。其中两分的证候同时出现者称"同病"。卫分为表证阶段，应鉴别不同的病因，气分为热盛阶段，应区别热邪是否结聚，如属湿热，则应区分热和湿的轻重。病邪深陷营分、血分为伤阴引致内闭或出血的阶段，须明辨心、肝、肾等脏的病变，由此从病因、阶段、部位、传变及病变程度确立辨证的内容。

卫气营血辨证以卫、气、营、血为纲，根据温病发生、发展及症状变化的特点，对临床表现进行综合分析和概括，以区分病程阶段、辨别病变部位、归纳证候类型、判断病机本质、决定治疗原则，并推测预后转归的辨证方法。卫气营血辨证的确立丰富和发展了外感病的辨证论治方法，使温病学逐渐形成一个比较完整、独立的理论体系，至今仍被广泛运用于临床。

五、黄元御的一气周流学说及下气汤

（一）一气周流学说

一气周流学说为清代医学家黄元御所创。他认为脾胃是人体的中枢，脾主升清，胃主降浊，位于人体的中央。肾水位于下，阴阳互根，肾阳能温暖脾土，促进脾气的升发，脾喜温喜燥，也是靠肾阳的推动，脾气上升，肝气也随着升发，肝主疏泄，肝脾两脏共同维持人体的疏泄升发运化功能。如此一来，肝脾之气从左而升，肺胃之气从右而降；心位于上，推动人体的气血流畅，主神明；肾位于下，收藏先天后天的精气，收藏人体的阴阳。这样一来形成一个完整的圆周运动，很像大自然的春夏秋冬变化。

论及气血本源时，黄元御谓"肺藏气"，而"胃为化气之源"，原因在于胃土右转，方能带动"心火清降而化金"。他指出，"脾升则肾肝亦升，故水木不郁，胃降则心肺亦降，故金火不滞，火降则水不下寒，水升则火不上热，平人下温而上清者，以中气之善运也"。反之，"中气衰则升降窒，肾水下寒而精病，心火上炎而神病，肝木左郁而血病，肺金右滞而气病……四维之病，悉因于中气。中气者，和济水火之机，升降金木之轴"。

黄元御认为，阴阳的本质"不过中气所变化耳"，中气变化即中气之升降。"中气升降，是生阴阳"，水火即阴阳，心为火，心火为木所化，木之生长必须依靠脾土之升，木才有上升之路。土湿脾陷，木无上升之路，如何生火，变化为心阳？阴为水，肾水为金所化，如戊土不降，金无下降之路，金如何化水？他在《四圣心源》一书中论述如下："阴阳未判，一气混茫。气含阴阳，则有清浊，清则浮升，浊则沉降，自然之性也。升则为阳，降则为阴，阴阳异位，两仪分焉。清浊之间，是谓中气，中气者，阴阳升降之枢轴，所谓土也。"我们可以从阴阳图来理解阴阳，也可以从四象来理解阴阳："清则浮升，浊则沉降，自然之性也。升则为阳，降则为阴。"大自然春夏秋冬的变化，实质上也是阴阳之变化，春夏为阳，秋冬为阴，故黄元御先生曰："水、火、金、木，是名四象。四象即阴阳之升降，阴阳即中气之沉浮。分而言之，则曰四象；合而言之，不过阴阳。分而言之，则曰阴阳；合而言之，不过中气所变化耳。"这就是他提示的阴阳升降的本质。

一气周流理论告诉我们，"医家之药，首在中气"，抓住了中气，就掌握了阴阳升降之"枢轴"，治疗中气就是平衡阴阳，这是一气周流学说中医药理论的核心。

我们在学习一气周流理论时，尤其要注意的一点就是会误以为什么病都是由脾湿引起的。因为书中很多的病解都在讲脾湿中土不运，很多人就会被引到"什么病都源于脾湿"的思维，不管什么病都用白术、半夏、干姜等燥湿的药，这种理解和做法是不妥的。因为如果什么病都是脾湿，仲景先师何必著《伤寒杂病论》大分六经，六经中各种病又分得如此细？我们学习黄元御的著作《四圣心源》，学的是这种阴阳论以及如何真正理解阴阳图。对阴阳图有深刻理解，才算是进入了中医的核心。

我们可以从《四圣心源》中的一张调理气滞的处方来理解一气周流学说的含义及其治病的方法。如果气机滞塞了，人体就会出现病变，由此也诞生了一个病症，这就是气滞证。气滞证主要是指人体某一脏腑及某一部位气机阻滞，运行不畅所表现的证候。中医认为引起气滞的因素很多，凡是病邪内阻、七情郁结以及阳气虚弱、温运无力等都会导致气机郁滞。因此，气滞证的发病频率是比较高的。气滞证在临床上常以胀闷、疼痛为基本特征，在舌脉上，常以舌色暗、脉弦为辨脉要点。因为气机是流动的，所以会随着病变部位的不同而出现不同部位的胀痛，或疼痛攻窜移动。气滞证导致的疼痛一般还是比较好理解的，即"不通则痛"。解决气滞证疼痛的方法是让气机通畅。通常采用疏肝理气的治疗方法，大多会选用逍遥散、柴胡疏肝散等。

关于气滞证，黄元御却认为"凡脏腑经络之气，皆肺家之所播宣也"，气机的通畅与否人多与"肺主藏气"的功能有关。如果"肺气上逆，收令不行，君相升泄，而刑辛金，则生上热。凡痞闷嗳喘、吐衄痰嗽之证，皆缘肺气不降"。肺气不降的真正源头在于胃，也就是"胃土逆升，浊气填塞，故肺无下降之路"，出现滞塞之证。由于肺气上逆导致肺胃之气不能下降而使君相之火炎上，火无法下济与水交通，就会出现下寒之证。黄元御认为气滞这种疾病，它的上面应该清凉，下面应该温暖，清凉则肺金能够收敛，温暖则肾水可以固藏，所以在治疗气滞的时候，"清肺热而降胃逆，固是定法"，尤其需要注意的是，不要使用寒凉类的药物，以免"泻阳根而败胃气"，也不要使用清润类的药物，以免"滋中湿而益下寒"，这样会导致"肺胃愈逆，上热弥增，无有愈期"。

（二）下气汤

针对气滞证，黄元御开创了下气汤。全方由"甘草二钱，半夏三钱，五味子一钱，茯苓三钱，杏仁三钱（去皮尖），贝母二钱（去心），芍药二钱，橘皮二钱"八味药组成，煎服方法是煎大半杯，温服。这个方子用半夏降胃气；贝母化痰止咳、清热凉肺；五味子收敛肺气；杏仁开肺气；橘皮行郁理气；芍药专门清风燥而敛疏泄，上清相火，下清风木；茯苓通调水道；甘草调和诸药。

不过这里有两味药需要特别注意：一是五味子应该使用北五味子，北五味子能够归肺、心和肾三经，具有收敛固涩、益气生津、补肾宁心的作用，临床上常用来治疗久咳虚喘、梦遗滑精、遗尿尿频、久泻不止、自汗盗汗、津伤口渴、内热消渴、心悸失眠等病症；二是贝母应该使用浙贝母，浙贝母归肺、三焦、胃、肝经，具有清热化痰、散结解毒的作用，适用于风热咳嗽、肺痈喉痹、瘰疬、疮疡肿毒等症。

在下气汤的方末，黄元御留下"治滞在胸膈右肋者"这么一句话，究竟是何用意？其实这是黄元御对气滞证的病机埋下的一个伏笔。因为气机阻滞就会导致脏腑、经络不通而出现胀闷、疼痛，临床上的主证也多是以胸胁脘腹等部位的闷胀、胀痛、窜痛、攻痛为主，时轻时重，或部位移动不定，且经常会由于嗳气、矢气而胀闷、疼痛减轻，且容易受情绪的影响，女性还会出现乳房及小腹胀痛。而这些症状的出现都与"胸膈右肋"有关系，胸膈右肋主要是肺、胃、肝、胆的区域，这就是气滞之证所关联脏腑的表现。

黄元御的弟子麻瑞亭也是一位善用下气汤的前辈。麻瑞亭行医60年，他灵活加减化裁了下气汤并用之于临床，患者受益颇大。《四圣心源·卷四》的下气汤为肺胃气滞不降、咳嗽胸闷、胃呆胁胀而设，以之清肺气而降浊阴。通过数十年的临床应用，麻瑞亭老人去原方敛肺止咳之五味子、橘皮、贝母，加活血疏肝之丹皮、首乌，理气化痰之橘红，将下气汤化裁为云茯苓9克、粉甘草6克、炒杭芍12克、粉丹皮9克、制首乌20克、广橘红9克、炒杏仁9克、法半夏9克。使清降肺胃之下气汤成为既能右降肺胃又能左升肝脾的升清降浊之剂。虽仍名曰"下气汤"，但其功能主治显然扩大，以之为主方，随证灵活加减化裁，用于治疗绝大部分内伤杂病、疑难重症，疗效卓著。

第四节 八卦与中医望诊及针灸

后天八卦与脏腑的关系在中医临床中运用广泛，可用于望诊和治疗，是中医必备的技能之一。

八卦可以分为先天八卦（伏羲八卦）和后天八卦（文王八卦）。先天八卦：乾一（正南）、兑二（东南）、离三（正东）、震四（东北）、巽五（西南）、坎六（正西）、艮七（西北）、坤八（正北）。后天八卦：正北坎卦、东北艮卦、正东震卦、东南巽卦、正南离卦、西南坤卦、正西兑卦、西北乾卦。

我个人理解先天八卦可用于祝由术，而后天八卦在中医临床诊疗中运用较多。后天八卦与人体脏腑的对应如下：

正北为坎卦，坎对应的是肾脏、膀胱、腰和耳朵。

正南为离卦，离对应的是心脏、小肠和眼睛。

正东为震卦，震对应的是肝和脚。

正西为兑卦，兑对应的是肺和口。

东南是巽卦，巽对应的是胆和大腿。

东北是艮卦，艮对应的是胃和手。

西北是乾卦，乾对应的是大肠和头。

西南是坤卦，坤对应的是脾和腹部。

面部的后天八卦部位望诊：颏部为坎位（北，水），额（印堂穴）为离位（南，火）。按照"左升右降"的学说，从坎卦位（北）开始，左升依次为艮、震、巽、离（南）；从离开始右降，依次为坤、兑、乾，再回到坎（北）。这些部位状态代表相应的脏腑。如妇女颏部为红色，为火克水，病态，可能下焦有热或是盆腔炎或其他妇科疾病；如额（印堂穴）发黑，水克火，病态。其余可类推。

腹部的后天八卦部位望诊：腹部的上脘穴为离位，中极穴为坎位，从坎卦位（北）开始，左升依次为艮、震、巽、离（南）；从离开始右降，依次为坤、兑、乾，再回到坎（北）。这些部位状态代表相应的脏腑，诊疗时，按照脏腑的病变在相应的部位触诊或进针。如肾和膀胱的病变，取中极穴。

道家脐针：按照后天八卦部位，脐通常为圆形，脐部的上部为离位，下部为坎位，从坎卦位（北）开始，左升依次为艮、震、巽、离（南）；从离开始右降，依次为坤、兑、乾，再回到坎（北）。这是普通脐针的取穴方法。而道家讲究的是"颠倒颠"，普通脐针的取穴方法除了震和兑不变，其余六个卦位都颠倒，即坎与离、艮与巽、坤与乾都上下对换。这些卦位代表相应的脏腑。如肺的实证，道家脐针的取穴第一针为脐部上部的坎卦（道家脐针的第一针都从坎卦开始），第二针为西南的乾卦（实则泻其腑，乾卦对应的是大肠，肺与大肠为脏腑，肺的实证则泻其腑大肠）；第三针取正西位的兑卦（兑卦为肺）；第四针取正北的离卦（通常是顺时针从坎卦到离卦）。可以从脐边缘向外针或向内针。

掌诊（掌针）：参照普通脐针的取穴方法，掌根的大陵穴为坎卦（北），中指根为离卦（南），从坎卦位（北）开始，左升依次为艮、震、巽、离（南）；从离开始右降，依次为坤、兑、乾，再回到坎（北）。各个卦位代表相应的脏腑，治疗时，按照脏腑的病变，按照五行的相生相克和"补母泻子""补脏泻腑"的原理，在相应的部位进针治疗。

第五节　中药

认识中药四气五味和升、降、浮、沉的药性对于临床运用中药很重要。四气为温、热、寒、凉，代表水火分阴阳，看病首辨阴阳；五味入五脏，调理五脏的平衡，用中药五味的偏性调整人体的五脏的不足（偏性），达到补虚泄实，阴阳平衡。

一、中药的性和味

每一种中药都具有性和味两方面，性味是药物性能的重要标志。了解中药的性味对指导临床用药具有重要意义。

医珍集 吴曙粤 45 年中医临床学习及运用经验汇编

（一）四气

四气又称四性，指温、热、寒、凉四种药性。其中温热与寒凉属于两类不同的性质。而温与热、寒与凉则分别具有共同性。温次于热，凉次于寒，是程度上的差异，如桂枝性温，肉桂性热。温热的药物大都为升浮药，寒凉的药物大都为沉降药，有"酸咸无升、辛甘无降、寒无浮、热无沉"的说法，如麻黄、桂枝等辛温药，属升浮药，大黄、黄连等苦寒药，属沉降之品。药性的寒、热、温、凉是从药物作用于机体所发生的反应概括出来的，是与所治疾病的寒热性质相对而言的。此外，还有平性药，是指药性比较平和，没有寒、凉药或温、热药的作用表现得显著，但实际上也有偏温、偏凉的不同。因此，虽有温、热、寒、凉、平五气，而一般仍称为四气。

中药的四气是中药的特性之一。中医认为疾病的性质有寒证、热证或寒热错杂等病症。可以通过中药四气的正确运用来纠正或治疗疾病的偏性，从而达到"寒者热之，热者寒之"的治疗目的。例如，石膏、知母、黄连等药物是属于寒凉性质的，遇到了发热、大汗出、口渴等属于热证的疾病就可以用此类药；桂枝、附子、干姜、肉桂等属于温热性质的药物，遇到四肢发冷、下利清谷、口不渴、脉微细等属于寒证的疾病，可发挥其温中散寒、回阳救逆的作用。

（二）五味

五味是指药物的酸、苦、甘、辛、咸五种不同的滋味，主要由人们的味觉器官辨别或是根据临床治疗效果而确定。此外，还有淡味和涩味，不过一般认为淡附于甘，涩附于酸，故仍称五味。

中药五味同样也是中药的特性之一。这是因为中药的味道不同，其作用特点也不一样。《黄帝内经·至真要大论》曾将五味作用特点概括为辛散、酸收、甘缓、苦坚、咸软。综合历代医家用药经验，可将五味的作用特点概括如下。

1. 辛味能散能行

辛味药物有发散、行气、活血的作用，多用于治疗外感表邪及气滞血瘀的病症。一般发汗解表的药物如麻黄、桂枝、薄荷，行气的药物如木香、香附、枳壳，活血的药物如桃仁、红花、苏木等，大多数为辛味。

2. 甘味能补能缓

甘味药物大多有滋补生津、和中、缓急、解痉、止痛的作用，多用于治疗虚证及某些疼痛的病症或调和药性。一般治疗虚证的药物，如治气虚的人参、黄芪，治血虚的熟地黄，治阴虚的麦冬，调和药性的甘草、大枣、蜂蜜，能缓急止痛的白芍等，大多数为甘味。

3. 酸味能收能涩

酸味药物大多数有敛汗、敛气、止泻、涩精、缩尿、止带、止血等作用，多用于治疗元气不固，虚汗外泄，久泻不止，遗精带下的病症。一般治虚汗外泄的药物如五味子、五倍子，涩肠止泻的药物如石榴皮、乌梅，涩精止遗的药物如山茱萸、金樱子、覆盆子等，大多数为酸味。现代科学研究认为，酸味药多含鞣质和有机酸，故有收敛固涩之功。此外，酸味药物还有生津、开胃、安蛔等作用，例如乌梅。

4. 苦味能泄能燥能坚

苦味药物大多具有清热、泻火、泻下、降逆、燥湿、坚阴等作用，多用于治疗热性病、热结便秘、湿盛中满、咳嗽呕逆以及相火亢盛等证。一般治疗热性病的药物如龙胆草、黄芩、栀子，治热结便秘的药物如大黄、芒硝，治湿热内蕴的药物如苦参、秦皮，治咳嗽呕逆的药物如苦杏仁、葶苈子，治相火亢盛的药物如黄柏、知母等，大多为苦味。

5. 咸味能下能软

咸味药物大多数具有软化坚硬、消散结块或泻下通便的作用，多用于治疗瘰疬、痰核、痞块及热结便秘等症。一般治疗瘰疬、痰核、痞块的药物如牡蛎、瓦楞子，治疗热结便秘的药物如芒硝，多为咸味。现代科学研究认为，海产的贝藻类咸味药物，多含有碘及无机盐，能软化瘿瘤、瘰疬、痰核、肿块等，而咸味的芒硝含有硫酸钠盐等，能治疗肠燥便秘。

6.淡味能渗能利

淡即淡而无味。淡味药物一般具有渗利水湿、通利小便的作用，多用于治疗湿邪阻滞之小便不利、水肿等病症。如茯苓、猪苓等渗湿利水药，即属淡味。

7.涩味能收涩

涩味药物具有收敛固涩等作用，多用以治疗虚汗、泄泻、尿频、滑精、出血等症。如潜阳敛阴、止汗涩精的龙骨、牡蛎，涩肠止泻的诃子等，皆为涩味。

由于淡味并没有特殊的滋味，因此一般将它和甘味并称，中医有"淡附于甘"的说法。而涩味的作用和酸味的作用相似，故常酸涩并提。因此，虽有七味，但习惯上仍称五味。五味之外尚有"芳香"的概念。芳香多指药物的特殊气味，前人也常用此概念来说明药物的一定性质。芳香性药物具有醒脾、健胃、化湿、化浊、辟秽、开窍、走窜等作用。如佩兰醒脾化湿，草果化浊，麝香开窍辟秽，白芷通窍走窜等。

中医先贤把中药的气概括如下：凡能够治疗热性病证的药物，便认为是寒性或凉性；凡是能够治疗寒性病证的药物，便认为是热性或温性。至于味的确定，也是根据药物的作用来确定其味：凡有发表作用的药物，便认为有辛味；有补益作用的药物，便认为有甘味等。于是就出现了《本草纲目》上所载药物的味与实际口尝不符的情况。因此，药物的味，已不能完全用舌感辨别，它已包括中药作用在内。一般来说，相同的味有类同的功效，不同的味有不同的功效。

每一种药物都有气与味两个方面，关系十分密切。一般性味相同的药物，其主要作用也大致相同或相近，性味不同的药物，功效也就自然有别。性同味异或性异味同的药物在功用上既有相同之处，又有不同之点。此外，还有很多药一性而兼有数味者，表明其作用更广泛。味愈多，说明其作用范围相应的愈大。在临证处方用药时，不能把药物的性与味孤立起来用，一般都是既用其性，又用其味，性味结合。

二、中药的升降浮沉

中药升降浮沉是指中药作用于人体的趋向。具体地说，升就是上升、升提；降就是下降、降逆；浮就是轻浮、上行发散；沉就是下行泻利。通常凡具有上行、向外，如升阳、发表、散寒、催吐等作用的药物属于升浮药；凡具有下行、向里，如清热泻下、利水、降逆、平喘、潜阳等作用的药物属于沉降药。

升降浮沉作为用药的基本原则，它与中医治疗有着密切关系。中医对人体的病变部位有表、里和上、下部位的不同，病势的上逆和下陷也有差别。在治疗上就需要针对病情使用中药的升降浮沉特性。中药的升降浮沉需注意以下三点。

（1）中药的气味说法"酸咸无升，辛甘无降，或寒无浮，热无沉"。凡味属辛、甘，性属温、热的药物，大都为升浮药；味属苦、酸、咸，性属寒、凉的药物，大都为沉降药。

（2）药物质地的轻重。凡属花、草、叶以及其他质轻的药物，大都为升浮药。例如"诸花皆升，旋覆独降""诸子皆降，蔓荆独升"。

（3）药物的炮制方法可影响其升降。一般来说，酒炒的药物多升，姜炒的药物多散，醋炙的药物多收敛，盐水炙的药物多下行等。

此外，药物升降浮沉的特性与中药处方配伍也有一定的关系。如升浮药在大队沉降药中，便随之下降；沉降药在大队升浮药中，也能随之上升。可见药物的升降浮沉并不是一成不变的。因此，在临床用药时，除掌握一般原则外，还应知道影响药物升降浮沉的因素。只有掌握药物的性与味的功能，才能在临证处方中取得好的疗效。

三、药物归经

归，意为归属；经，指脏腑经络。归经就是指药物对某脏腑经络的疾病有主要的治疗作用，而对其他经络脏腑则作用较小，甚至没有作用。它说明每一药物均有自己特殊的、比较突出的适用范围，因而在治疗方面也具有一定的选择性。如同属寒性药物，虽然都具有清热的作用，但有的偏清肺热，有的偏清肝热，有的偏清胃火，各有所专；同一补药，有的补脾，有的补肾，有的补肺，各自不同。因此，中医药学就根据脏腑经络学说，结合药物对不同脏腑经络的病变发挥不同的治疗作用，进行了归纳，得出某药能治某经的病，某药便归入某经某脏腑，这就形成了药物归经的理论。

根据《珍珠囊》的记载，常用的引经药物如下（仅供参考）：

足厥阴肝经：柴胡、青皮、川芎、吴茱萸。

足少阳胆经：柴胡、青皮。

手少阴心经：黄连、细辛。

手少阳小肠经：黄柏、藁本。

足太阴脾经：升麻、苍术、葛根、白芍。

足阳明胃经：石膏、升麻、葛根、白芷。

手太阴肺经：桔梗、升麻、白芷、葱白。

手阳明大肠经：升麻、石膏、白芷。

足少阴肾经：细辛、桂皮、独活、知母。

足太阳膀胱经：羌活。

手少阳三焦经：柴胡、连翘、地骨皮（上）、青皮（中）、附子（下）。

手厥阴心包经：柴胡、牡丹皮。

四、按十二正经辨证方药

临床辨证患者病变的经络，运用以下十二经的方药加减开方。

（一）手太阴肺经方药

用药：人参、东洋参、西洋参、沙参、麦冬、天冬、百合、五味子、天花粉、杏仁、黄芩、紫菀、前胡、百部、桔梗、白前、贝母、胆南星、莱菔子、白芥子、葶苈子、桑白皮、蝉蜕、苏叶、牛蒡子、马兜铃、射干、马勃、瓜蒌、香薷、白及、白茅根、竹叶、薄荷、海石、乌梅肉、旋覆花、山药。

代表方：麻杏石甘汤、泻白散、清肺饮、生脉散、苏子降气汤、金沸草散等。

（二）手阳明大肠经方药

用药：麻仁、黄芩、桃仁、大黄、元明粉、禹余粮、白头翁、诃子、锁阳、淫羊藿、牵牛子、豨莶草、卷柏、地榆、槐角、槟榔、枳实。

代表方：桃仁承气汤、大承气汤、槐花散（槐花、柏叶、荆芥穗、枳壳）、润肠汤（生地黄、生甘草、大黄、熟地黄、当归、升麻、桃仁、麻仁、红花）。

（三）足阳明胃经方药

用药：砂仁、茯苓、枳壳、山楂肉、丁香、神曲、麦芽、谷芽、黑姜、干姜、生姜、煨姜、厚朴、白芷、升麻、藿香、葛根、石斛、豆卷、竹茹、柏子仁、海金沙、刺猬皮、石膏。

代表方：白虎汤、四君子汤、平胃散、二陈汤、胃风汤（白芍、白术、肉桂、人参、当归、川芎、茯苓）、保和汤（知母、浙贝母、天冬、麦冬、款冬花、天花粉、薏仁、五味子、甘草、马兜铃、紫菀、百合、桔梗、阿胶、当归、地黄、紫苏、薄荷）、竹叶清暑饮（香薷、竹叶、麦冬、石膏、五味子）、桃仁承气饮子（大黄、芒硝、白芍、甘草、桂心、桃仁、青皮、枳实、当归、柴胡）。

（四）足太阴脾经方药

用药：白术、苍术、甘草、黄芪、益智仁、党参、饴糖、金银花、陈皮、黄精、半夏、辛夷。

代表方：补中益气汤、附子续命汤（麻黄、人参、黄芩、白芍、防己、桂枝、川芎、防风、附子、杏仁、甘草、干姜）、调中汤（人参、黄芪、炙甘草、白芍、白术、木香、陈皮）、实脾饮（白术、厚朴、木瓜、木香、草果、槟榔、茯苓、干姜、制附子、炙甘草、生姜、大枣）、泻黄散（藿香、山栀仁、石膏、甘草、防风）。

（五）手少阴心经用药

用药：丹参、郁金、苦参、玄参、石莲子、寒水石、黄连、豆豉、珍珠、琥珀、莲肉、芡实、天竺黄、龙眼肉、茯神、远志、金箔、朱砂、龙骨。

代表方：黄连泻心汤（黄连、山栀子、荆芥、黄芩、连翘、木通、薄荷、牛蒡子、甘草）、涤痰汤（茯苓、人参、甘草、陈皮、胆星、半夏、竹茹、枳实、菖蒲）、养心汤（炙黄芪、茯苓、茯神、当归、川芎、法半夏、炙甘草、柏子仁、炒酸枣仁、炒远志、五味子、人参、肉桂）。

（六）手太阳小肠经用药

用药：牛膝、猪苓、石韦、泽泻、海藻、昆布、瞿麦、萹蓄、地肤子、大小蓟、大腹皮、绵茵陈、冬葵子、车前子。

代表方：八正散、分清饮（益智仁、川草薢、石菖蒲、乌药、白茯苓、甘草）、导赤散。

（七）足太阳膀胱经用药

用药：麻黄、藁本、防己、木通、滑石、通草、桂枝、蔓荆、羌活、防风、黄柏、乌药。

代表方：桂枝汤、草薢分清饮、麻黄汤、抵当汤、缩泉丸。

（八）足少阴肾经用药

用药：菟丝子、金毛狗脊、肉桂、肉苁蓉、山萸肉、金樱子、熟地、川续断、蛇床子、地骨皮、独活、细辛、胡麻仁、杜仲、海螵蛸、知母、覆盆子、葫芦巴、瓦楞、沙蒺藜、旱莲草、女贞子、赤小豆、黑大豆、附子、牛黄、鹿茸。

代表方：六味地黄汤、四逆汤、桂附续命汤（肉桂、附子、麻黄、防风、杏仁、人参、甘草、白芍）。

（九）手厥阴心包络经用药

用药：连翘、栀子、代赭石、石菖蒲。

代表方：菖蒲防风汤、酸枣仁汤、栀子汤。

（十）手少阳三焦经用药

用药：秦艽、木香、佛手柑、参三七、没药、乳香、白蔻仁、黑栀仁、橘核、柿蒂、青皮、木瓜、制香附、元精石、益母草、补骨脂、山豆根、海松子、威灵仙、阳起石、使君子。

代表方：小续命汤、黄连解毒汤、羌活藁本汤、礞石滚痰丸。

（十一）足少阳胆经用药

用药：丹皮、柴胡、菊花、钩藤、五加皮、郁李仁、常山、草果、酸枣仁。

代表方：小柴胡汤、温胆汤、龙胆汤。

吴曙粤 45 年中医临床学习及运用经验汇编

（十二）足厥阴肝经用药

用药：当归、芍药、泽兰、天麻、龙胆草、夏枯草、海桐皮、蒲黄、首乌、艾叶、青蒿子、茜草根、密蒙花、全蝎、天虫、萆薢、沉香、百药煎、五灵脂、刺蒺藜、延胡索、荆芥、川芎、钟乳石、花蕊石、吴茱萸、刘寄奴、紫草、红花、苏木、芦荟、桑寄生、枸杞子、青黛、紫参、鲜生地、干生地、绿豆、扁豆。

代表方：四物加白芍汤、顺气汤等。

五、中药药对的配伍

中药药对的配伍能加强药物的效能，扩大治疗范围，多是中医先贤的临床经验或习惯用药。中药药对的配伍可分为三类。

第一类：用两种不同性质、不同气味、不同功能的药物结合，如气与血、寒与热、补与泻、散与收、升与降、辛与苦等，在相反相成中，改变其本来的功效或取得另一种新的效果。现记录如下：

桂枝－白芍，如桂枝汤，调和营卫。

人参－丹参，可养心和血。

金铃子－延胡索，如金铃子散，可止腹痛。

香附－高良姜，如良附丸，可止胃脘痛。

山栀子－丹皮，如加味逍遥散，可清肝热。

黄连－肉桂，如交泰丸，可治心肾不交引起的失眠。

黄连－吴茱萸，如左金丸，可平肝制吞酸。

黄连－干姜，如泻心汤，可除胸中邪结。

柿蒂－丁香，如丁香柿蒂汤，可止呃逆。

石膏－细辛，如二辛散，可清牙龈肿痛。

黄连－木香，如香连丸，可止赤白痢。

黄芩－厚朴，如芩朴汤，可化脾胃湿热。

黄柏－苍术，如二妙丸，可治下焦湿热。

黄芪－防风，如玉屏风散，可治体虚感冒。

白芍－柴胡，如四逆散，可和肝泄热。

大枣－生姜，如桂枝汤，可和气血。

鳖甲－菁蒿，如青蒿鳖甲汤，可退骨蒸。

黑芝麻－桑叶，如桑麻丸，可治肝阳头晕。

枸杞子－菊花，如杞菊地黄丸，可明目。

白矾－郁金，如白金丸，可治癫痫。

柴胡－前胡，如败毒散，可疏邪止咳。

桔梗－枳壳，如杏苏散，可调胸膈气滞。

半夏－黄连，如泻心汤，可止呕。

皂角－白矾，如稀涎散，可治涌吐风痰。

乌梅－生地，如连梅汤，可化阴生津。

乌梅－黄连，如连梅汤，可泄烦热。

当归－白芍，如四物汤，可养血和血。

第二类：用两种药物相辅而行，互相发挥其特长，从而增强其作用。记录如下：

苍术－厚朴，如平胃散，可燥湿行气。

豆豉－葱白，如葱豉汤，可散寒通阳。

半夏－陈皮，如二陈汤，可化痰顺气。

知母－贝母，如二母散，可清热化痰。

杏仁－贝母，如桑杏汤，可顺气化痰。

人参－蛤蚧，如人参蛤蚧散，有纳气的作用。

黄芪－防己，如黄芪防己汤，有行水的作用。

人参－附子，如参附汤，有温补元气的作用。

黄芪－附子，如芪附汤，有温固卫气的作用。

白术－附子，如白附汤，有温补中气的作用。

附子－茯苓，有温肾行水的作用。

黄柏 - 知母，有清下焦湿热的作用。

第三类：取性质和功效相似的两种药物同用，目的在于加强药效或使内脏之间得到兼顾。记录如下：

党参 - 黄芪，有补气的作用。

柏子仁 - 酸枣仁，有养心安神的作用。

附子 - 肉桂，有温肾回阳的作用。

杜仲 - 续断，有补肾强腰的作用。

山药 - 扁豆，补脾止泻的作用。

麻仁 - 瓜蒌仁，有润肠通便的作用。

沙参 - 麦冬，有润肺生津的作用。

龙骨 - 牡蛎，有固脱的作用。

金樱子 - 芡实，有固精的作用。

常山 - 草果，有截疟的作用。

赤石脂 - 禹余粮，有涩肠的作用。

当归 - 川芎，有活血祛瘀的作用。

谷芽 - 麦芽，有助消化作的用。

桃仁 - 红花，有破瘀的作用。

桑枝 - 丝瓜络，有活络的作用。

蒲黄 - 五灵脂，有祛瘀的作用。

牡蛎 - 石决明，有潜阳的作用。

乳香 - 没药，有理气散瘀止痛的作用。

升麻 - 柴胡，有升提气分的作用。

藿香 - 佩兰，有清暑的作用。

旋覆花 - 代赭石，有降气的作用。

金银花 - 连翘，有清热解毒的作用。

橘核 - 荔枝核，有消疝气的作用。

黄连 - 黄芩，有泻火的作用。

甘松 - 山柰，有止胃气痛的作用。

桑叶－菊花，有清风热的作用。

三棱－莪术，有消痰核的作用。

羌活－独活，有治风湿骨痛的作用。

甘遂－芫花，有逐水的作用。

川乌－草乌，有治寒湿疼痛的作用。

青皮－陈皮，有疏肝胃气的作用。

鸡内金－白术，有促脾胃以消饮食的作用。

苏梗－藿梗，有理脾胃气的作用。

天冬－麦冬，有滋养肺肾的作用。

芦根－茅根，有清肺胃热的作用。

砂仁－蔻仁，有促脾胃的作用。

神曲－山楂，有消谷肉食积的作用。

牛蒡子－山药，有好的止咳嗽的作用。

甘草－天冬，有善润肺的作用。

地龙－蚕沙，治坐骨神经痛有较好效果。

六、《蠢子医》的"治病皆有主药"

治病一定有主药，不用主药便是错。火结必要用大黄，枳壳枳实紧跟着。寒结必要用巴豆，三棱莪术紧跟着。实结必要用山甲（因穿山甲为国家保护动物，故本条可忽略），蝎子蜈蚣紧跟着。调气必要用木香，槟榔元胡紧跟着。透坚必要用牙皂，细辛辛夷紧跟着。破血必要用桃仁，红花赤芍紧跟着。脾胀必要用干漆，火麻郁仁紧跟着。暖胃必要用硫黄，丹参玉竹紧跟着。腰疼必要用杜仲，续断艾叶紧跟着。陷下必要用洋参，三生（生附子、生半夏、生南星）狗脊紧跟着。去虫必要用榧子，芜荑使君紧跟着。顺气必要用香附，乌药腹毛紧跟着。通淋必要用斑蝥，川漆草薢紧跟着。清心必要用黄连，连翘栀子紧跟着。老痰必要用砒霜，雄黄绿豆紧跟着。助脾必要用马前，虎骨猴骨紧跟着。

定痛必要用良姜，宿砂益智紧跟着。治疥必要用斑（斑蝥）麻（麻黄），大枫萞麻紧跟着。治疮必要用神灯，艾绒乳（乳香）没（没药）紧跟着。治疗必要用蒜灸，乌金（乌金膏，巴豆炒黑研细，用水调涂患处，以膏药贴之）菊花（内服甘菊汤）紧跟着。治邪必要用铜（自然铜）砂（避阳砂），良姜葛根紧跟着。补气必要用党参，炙芪白术紧跟着。补血必要用川（川芎）归（当归），生地酒芍紧跟着。补阴必要用熟地，山药萸肉紧跟着。补火必要用肉桂，干姜附子紧跟着。滋阴必要用黄柏，知母丹皮紧跟着。（以上一药为君）。麻黄杏仁疗寒嗽，芥子半夏紧跟着。款冬紫菀疗虚嗽，百合五味紧跟着。川乌草乌疗风痹，桂枝灵仙紧跟着。黑姜吴萸疗翻胃，丁香胡椒紧跟着。苍术麻黄疗风寒，羌活独活紧跟着。川贝蒌霜疗火痰，苏子葶子（莱菔子）紧跟着。乌梅五倍疗虚脱，龙骨牡蛎紧跟着。乌贼诃子疗带下，阿胶肉果（肉豆蔻）紧跟着。条参云苓疗阴虚，骨皮枸杞紧跟着。藿香杷叶疗逆气，赤石滑石紧跟着。芫花大戟疗水肿，牵牛防己紧跟着。瓜蒌天冬疗结胸，川贝川朴紧跟着。苦参赤苓（赤茯苓）疗湿痒，蛇床白芷紧跟着。槐花地榆疗崩漏，荆芥秦艽紧跟着。前胡元参疗头风，薄荷柴胡紧跟着。白附天麻疗风痰，僵蚕郁金紧跟着。桔梗豆根疗喉风，牛子射干紧跟着。三七莲子疗诸血，黄芩童便紧跟着。黄芪（用生）防风疗自汗，枣仁麦皮紧跟着。芦荟胡连疗阴热，泽泻车前紧跟着。小茴川椒疗肾气，宿砂故纸紧跟着。菖蒲柏仁疗心疾，茯神远志紧跟着。葶苈桑皮疗肺喘，礞石朱砂紧跟着。石膏知母疗热渴，香薷糯米紧跟着。川楝茴香疗疝气，芦巴巴戟紧跟着。升麻柴胡疗气陷，干葛潞党紧跟着。扁豆薏苡疗泄泻，猪苓木通紧跟着。土硇红糖疗菸毒（洋菸），大黄芒硝紧跟着。（以上两药为君）。此皆治病之大略，小小蒙医有捉摸。

　　自古用药，皆有君臣佐使。此篇于每症先点明主药，或以一药为君，或以两药为君，佐使随之。熟读此篇，于诊脉审症之后，胸中早有成竹。即不读本草，而某药治某病，温凉补泻之性，亦知之。

第六节　方剂

　　方剂学习是中医师的必修课。中医师在临床上根据患者处于不同阶段的证、病情的轻重缓急、年龄（出生日期）、性别、职业，以及气候（五运六气）和地理环境等作相应的加减，按君、臣、佐、使的配合原则，综合后开出处方。我的经验是外感病用伤寒六经的方剂，尤其是《伤寒论》的"三阳"中的处方。还可以用温病的卫气营血理论指导开方。内伤杂病建议按照脏腑辨证用五行补泻方。

　　方剂是中医治法的体现，是根据配伍原则和前人的临床经验总结，以若干药物巧妙配合组成的药方。战国时期的《黄帝内经》虽仅载方13首，但对中医治疗原则、方剂的组成结构、药物的配伍规律以及服药宜忌等方面都有较详细的论述，奠定了方剂学的理论基础。《五十二病方》是现存最早的一部方书，书中收载临床各科医方283首。汉代的《神农本草经》，是我国最早的一部中药学专著，记载有关于如何选择剂型的理论。《伤寒论》载方113首，《金匮要略》载方262首，由于组方合法，选药精当，用量准确，变化巧妙，疗效卓著，被后世尊为经方。唐代孙思邈著《千金要方》，载方5300首。王焘的《外台秘要》载方6000多首。宋代由官方组织编写的《太平圣惠方》载方16834首，《圣济总录》载方近20000首。明代《普济方》，载方61739首，为方书之最。中华人民共和国成立后，对古代方书和民间秘方、验方又进行了大量发掘、整理，并开展了中西医结合工作，在古方新用和创制新方方面都有较大发展。中医书籍的方剂之多，用汗牛充栋来形容也不为过。

关于方剂组成。"君臣佐使"的提法最早见于《黄帝内经》，在《素问·至真要大论》中有"主病之谓君，佐君之谓臣，应臣之谓使"的记载。历代医家对其含义各有解释。如元代李东垣说："主病之为君，兼见何病，则以佐使药分治之，此制方之要也。"明代何柏斋说："大抵药之治病，各有所主。主治者，君也。辅治者，臣也。与君药相反而相助者，佐也。引经及治病之药至病所者，使也。"可见"君臣佐使"的含义是经过不断补充而逐渐完善的。君药是方剂中针对主证起主要治疗作用的药物，是必不可少的，其药味较少，药量根据药力相对较其他药大。臣药协助君药，以增强治疗作用。佐药是协助君药治疗兼证或次要症状，或抑制君、臣药的毒性和峻烈性，或为其反佐。使药引方中诸药直达病证所在，或调和方中诸药。

（一）伤寒论方剂

按太阳、阳明、少阳、太阴、少阴、厥阴六经证候变化分类，突出中医辨证论治的思想。六经病推荐选用以下方：

太阳病：桂枝汤、麻黄汤。

少阳病：柴胡汤类。

阳明病：白虎汤、承气汤类。

太阴病：理中汤、四君子汤。

少阴病：麻黄附子细辛汤。

厥阴病：乌梅汤（丸）。

（二）五行辨证方剂

五行调治，不外乎抑其太过，扶其不足。现将五行不足、有余之证候及治疗方略分列于下。可以参照《辅行决五脏用药法要》的五脏小泻补方。

1.肝木太过

代表性证候：①肝脉弦而太过。盖弦主肝，弦之不足，肝虚；弦之太过，肝实。②眩晕。眩晕者内觉动也，风主动，动之太过，木过也。③攻冲而胀。病发猝暴，盖肝为将军，其性本急暴也。④上行之病。肝为木，性上行，故颠顶痛、头胀、呕吐、嗳气等皆是。

治疗方略：补肺金，抑肝气。

建议方：小泻肝汤加味。枳实、白芍、生姜、生石膏、菊花、白芍、代赭石、石决明。

2.肝木不及

代表性证候：①肝脉不弦，沉而不起。盖肝脉不升，风气不令是也。②头目昏沉。盖木气不上，上气匮乏，部分低血压、脑缺血属于此类。③疏泄不利。如大便虽非干硬而排出不畅，小便排出无力，尿线变细，淋漓难尽。④思维迟钝。如反应不灵敏、计算能力下降等。⑤胆小。如遇事胆怯或无端害怕等。

治疗方略：补肝益胆。

建议方：小补肝汤加味。桂枝、干姜、五味子、大枣（去核）、生麦芽、竹茹、山萸肉、黄芩，辨证加减。心中悸者，加桂枝；冲气盛者，加五味子；头苦眩者，加白术；干呕者，去大枣，加生姜3片；中满者，去枣；心中如饥者，还用枣；咳逆头苦痛者，加细辛；四肢冷、小便难者，加炮附子。

3.心火太过

代表性证候：①心脉洪数或洪数太过。盖洪主火盛，数主热炽。②心烦。心主火，火性上炎，心火贵在下蛰于肾水，下蛰者心不烦，今火不下蛰、上炎于心，故心烦也。③心悸。火性膨胀，燥烈不安，心火不得下蛰，亢烈于上，乃心悸也。④色赤。面见红色，疹色鲜红，出血而血色鲜红。火之本色，张扬于外所致也。

治疗方略：滋水熄火。

建议方：小泻心汤加味。龙胆草、山栀子、玄参、生地、黄连，辨证加减。滋水加知母、生石膏、沙参；降火升水加天花粉、葛根、生牡蛎、夜交藤、黄连、肉桂、附子。

4. 心火不及

代表性证候：①心脉不洪，脉沉而迟。盖心火太弱，膨胀无力，火势衰微，不得外达是也。②身心冷凉，趋温就热，添衣加被犹四肢不温。盖火性温煦，今因火衰而温之不及也。③情绪低沉。盖火本热烈，今火衰故也。④面色晦暗。盖火本鲜明，今火衰则不烛照是也。

治疗方略：繁木增火。

建议方：小补心汤加味。代赭石（或牡丹皮）、旋覆花、竹叶、淡豆豉（或山萸肉）、黄芪、艾叶、桂枝、丹参、桃仁等，辨证加减。烦热汗出者，去淡豆豉，加竹叶至12克，身热还用淡豆豉；心中窒痛者，加淡豆豉至12克；气苦少者，加甘草150克；心下痞满者，去淡豆豉，加人参75克；胸中冷而多唾者，加干姜5克；咽中介塞者，加旋覆花至12克；益气生火，加黄芪、红参、白术等；繁木消水，加生麦芽、黄芪、艾叶、茯苓、瞿麦等。

5. 脾土太过

代表性证候：①右关脉滑、实、盛、壅。盖痰浊属于土实，土性壅满等是也。②痞满。盖土实则壅，乃木疏不及是也。③面色黄，黄为土之色。土盛则黄而太过也。④身体沉重。盖土性静浊是也。⑤形体肥胖。盖土主肉，土实则肉多是也。

治疗方略：繁木泻土。

建议方：小泻脾汤加味。附子、干姜、炙甘草、大黄、竹茹、黄芩，辨证加减。生金耗土，加厚朴、败酱草、石菖蒲、丹皮、桔梗；繁木壮水，加炒莱菔子、楮实子、苏子、竹茹、黄芩。

6. 脾土不及

代表性证候：①右关脉弱、细。盖脾家亏虚，气血生化不足是也。②形体瘦削。盖脾虚无以生肉是也。③乏力。盖脾为气之化源，脾虚化气不足，无气则无力也。④神疲。盖食气入胃，浊气归心，脾家亏虚，食气上奉心神不足是也。

治疗方略：补益中土。

建议方：小补脾汤。人参、炙甘草、干姜、白术、甘草、鸡内金、焦神曲，辨证加减。若脐上筑动者，去白术，加桂枝12克；吐多者，去白术，加生姜10克；下多者，仍用白术；心中悸者，加茯苓9克；渴欲饮者，加白术至15克；腹中满者，去白术，加制附子6克；腹中痛者，加人参5克；助火生土，加丹参、肉桂；益气生津，加太子参、生地黄、麦冬。

7. 肺金太过

代表性证候：①右寸脉盛或浮洪。盖金为秋气，性收降，如蛰虫之将入地，若反见浮洪，则为金气不收，火气鸱张也。②咳嗽。肺之变动为咳，咳者邪伤肺也，肺为金，木击金则鸣，故外邪犯肺，多有咳嗽。③胸满闷。肺在胸中，有邪阻、邪犯，则见实证，实故觉满，如痰浊从土及金，火邪内达肺金，肝气郁结于肺，均见胸闷、胸满。④皮表之病。盖肺主皮，肺病在内，病见于外也。

治疗方略：清金肃邪。

建议方：小泻肺汤。葶苈子、大黄、芍药、桔梗、贝母、半夏，辨证加减。化金为水，用丹皮、炒莱菔子、石菖蒲等；调制木火，如风邪犯肺者用苏叶、桑叶、前胡之属；火邪犯肺者用菊花、生石膏、白鲜皮之属；降中化浊，如土令金实者用厚朴、枳实、旋覆花。

8. 肺金不及

代表性证候：①右寸脉弱，或浮略芤。盖肺金不足则弱，金虚而火反张则浮而空也。②肩背寒痛。盖肩为肺经所过，背为肺之所应，肺气不足，故见寒痛。③少气不足以息。盖肺主气，肺虚则无以主气。④鼻塞不利。盖肺开窍于鼻，肺虚则窍不利。⑤咳而无力。肺主咳，肺虚则咳而无力。

治疗方略：生金收肃。

建议方：小补肺汤。麦冬、五味子、旋覆花、细辛、生石膏、苏叶、白果、杏仁，辨证加减。胸中烦热者，去细辛，加海蛤5克；苦闷痛者，加细辛3克；咳痰不出，脉结者，倍旋覆花为18克；苦眩冒者，去细辛，加泽泻5克；咳而吐血者，倍麦冬为18克；苦烦渴者，去细辛，加粳米30克；涎多者，乃用细辛，加法半夏9克。培土生金，用白术、扁豆、茯苓。调木降火，加前胡、桑叶、冬瓜皮。

9. 肾水太过

代表性证候：①尺脉实或洪盛。尺脉主肾，肾主水，水性下沉而藏，肾实则脉实，水中受邪则脉不得沉藏。②脚肿。脚者小腿以下，肾之所主。肾主水，水亏则井泉干涸，水实则洪流泛滥。水性下流，故见小腿肿胀，按之窅然不起。③二便闭塞。肾主藏精，藏之太过，疏泄不及，故有余而实。④小腿及足冷凉。肾主寒，寒之太过，故见冷凉。⑤腰腿痛胀。肾主腰脚，腰脚有邪痹阻，故见痛胀。

治疗方略：泄水通降。

建议方：小泻肾汤。茯苓、甘草、黄芩、大黄、防己、槟榔、牵牛子，辨证加减。疏木泄浊，用三棱、莪术、槟榔、厚朴；交济水火，用芦根、肉桂、地龙、黑附子；崇土制水，用白术、茯苓、藿香、石菖蒲。

10. 肾水不及

代表性证候：①尺脉无力。尺脉主肾，肾水亏虚，故见尺脉弱。②腰脚酸软无力。肾主腰脚，肾虚则腰脚无力。③滑泄不藏。泄泻，滑精，早泄，不寐等。④作强不得。怵劳，怵事，无勇。⑤骨、脑表现。不能久立，健忘，目眩发落。

治疗方略：助水藏精。

建议方：小补肾汤。地黄、竹叶、甘草、泽泻、地黄、天冬、山药、五味子，辨证加减。小便血者，去泽泻，加地榆50克；大便见血者，去泽泻，加伏龙肝如鸡子大；苦遗精者，易生地黄为熟地黄；小便冷，茎中痛者，倍泽泻为100克；少腹苦迫急者，去泽泻，加牡丹皮50克；心烦者，加竹叶100克；腹中热者，加栀子14枚（打）。助金生水，如丹皮、白鲜皮、冬瓜皮、桔梗、贝母等是也。泻土降火，如黄柏、石菖蒲、麦冬、栀子、地榆等是也。一脏虚实，常关他脏，当审病机，适当调制。如肾虚者继发火旺，譬如更年期之心烦，则当灭火滋水。土实乘水，譬如体重过高而腰腿发病，则当补肾泻土。医者贵在临证不惑，随机化裁，灵活变通。

第七节　如何开中药处方及中医诊断体系初探

开中药处方要掌握的中医基础理论包括阴阳学说、五行学说、藏象学说、经络学说、五运六气学说、阴阳五行人的体质学说、病因学说、四诊、中医辨证（八纲辨证、六经辨证、三焦辨证、卫气营血辨证等）及一气周流学说、中药药性（中药是中医治病的有力武器，有"用药如用兵"的说法）和方剂（经方、时方及经验方等）。

一、如何辨证开中医处方

开中医处方是中医师要掌握的基本功。我个人的方法是首先对病因进行判断，分出疾病的基本中医分科，然后按级进行分类和诊断，再开出中药处方和穴位。

（一）疾病的第一级分科判断

对于一个疾病（患者）病因的判断，以前文中医基础所述的"七情"、"六淫"、疫疠、饮食、劳倦、外伤、虫兽伤等致病因素为第一级判断。可按照目前中医的基本分科分为内科病、妇科病、儿科病、外科病、骨伤科病、耳鼻喉科病、口齿科病、眼科病、皮肤科病等，确定后就可以进入第二级判断。

例如，如果是妇科病，要判断是否可以用中药或针灸治疗，是普通可以短期内治愈的妇科炎症性疾病还是宫外孕等需要送医院手术治疗的疾病。如果是儿科常见病可用中医治疗（见下一章）。如果是外科病，需判断是否为医者有条件治疗的疾病，例如软组织损伤（中医跌打内伤）、急性肩周炎、急性腰扭伤等，诊断明确即可用中医药治疗；如外科骨折（如四肢骨折），充分沟通后患者愿意用中医治疗，还要做好知情同意才能用小夹板等中医方法治疗。其他的科别，如耳鼻喉科病（如中耳炎、过敏性鼻炎等）、口齿科病（口腔炎、风火牙痛等）、眼科病（麦粒肿、眼结膜炎等）、皮肤科病（荨麻疹、带状疱疹等），明确诊断的可以专科专治或进入第二级判断，辨证治疗。另外，西医诊断明确或望诊就能进入中医的八纲辨证后，用中医药治疗。下面重点介绍内科疾病判断方法。

（二）中医内科疾病的逐级判断

在得出第一级判断后，可以进入第二级判断。内科疾病进入第二级判断即判断是外感病还是内伤杂病。如是外感病，运用四诊的方法进入第三级判断，即判断适用伤寒方还是温病方或经验方。在选择伤寒方时，要考虑六经辨证是太阳病、少阳病、阳明病、三阳合病，还是六经其他经病症的合病或并病；按照温病方三焦辨证和卫气营血辨证，病位处于上、中、下焦还是属卫气营血证。再根据第三级辨证的结论开出中药处方或针灸穴位。

如果第二级判断不是外感病而是内伤杂病，那么第三级内伤杂病的判断则要进入脏腑辨证，区分出患者是哪一脏为主的疾病，如肺脏（金）或脾脏（土），按照脏腑辨证和八纲辨证开出相应的处方或针灸穴位。

无论是外感病还是内伤病，最后都可以加上患者的体质辨证（五行人体质理论或五运六气理论或目前流行的九种体质学说），这样就可以开出较完整的中医处方。

二、开方

（一）外感病按照六经辨证或三焦辨证或卫气营血辨证治疗

外感病按照六经辨证的三阳病（太阳病主表，阳明病主里，少阳病主半表半里）治疗。运用望、闻、问、切四种诊断方法，外感发热1到2天且有表证的用桂枝汤或葛根汤。注意如果有明显受寒病史，又有畏寒的表现，或有发热、汗出，脉浮缓，左尺脉（膀胱经）也浮，可用桂枝汤原方或用桂枝汤的变方：桂枝、山楂（代白芍）、生姜、大枣、炙甘草，也可以用时方。少阳病主半表半里，用柴胡汤类方如小柴胡汤加味。阳明病主里，阳明腑实证是邪无出路，用承气汤类处方，让燥屎从下而泄，即治当通腑泄热。阳明经实证，有四大证的表现，用阳明经证的白虎汤。外感性疾病也可以用三焦辨证和卫气营血辨证，外感上焦卫分证用银翘散或桑菊饮等治疗，气分证用白虎汤，营分证用清营汤。

（二）内伤杂病可以按照五运六气理论＋脏腑辨证治疗

1. 按照五运六气理论分析和开方

按照五运六气理论判断患者出生时的中运（年）和患者出生时六气的主气及客气对其先天禀性的影响。其出生年（中运）的尾数从

0~9对应金、水、木、火、土相生顺序，奇数为不及，偶数为太过。不及年则其五行对应的脏腑气血偏弱（如2021年出生人为水运不及，肾气不足），太过年则其五行所克的脏腑气血偏弱（如2020年出生人为金运太过，金克木，肝胆气血不足）。然后再查看患者出生时"五运六气"的主气和客气的体质禀性，如2021年的初之气主气为厥阴风木，客气也为厥阴风木。该患者的体质含两个厥阴风木的禀性。综合来看，该患者体质禀性易患的相应的病即水运不及年的肾气不足，主客气都是厥阴风木影响到肝胆，易患肝病和影响肝经的病。

按照患者就诊当时年的五运太过和不及选用相应的基础参考方。

（1）五运太过年。

木运太过年，可用痛泻要方（防风、白术、陈皮、白芍）或小柴胡汤加减。如按照治法用抑木、扶土、润金，自拟中药如下：常用抑木药如乌梅、生白芍、山萸肉等辨证加减；常用扶土药如白术、人参、山药、大枣等辨证加减；常用润金药如天冬、麦冬、沙参、生地等辨证加减。

火运太过年，可用麦门冬汤去粳米加竹茹、蜂蜜（麦门冬、半夏、党参、炙甘草、竹茹、蜂蜜、大枣）或小柴胡汤加减。如按照治法用泻火、润金、助水，自拟中药如下：常用泻火药如黄连、竹叶、栀子等辨证加减；常用润金药如天冬、麦冬、沙参等辨证加减；常用助水药如僵蚕、玄参、鳖甲等辨证加减。

土运太过年，可用肾着汤加泽泻、猪苓（炙甘草、干姜、白术、茯苓、泽泻、猪苓）。如按照治法用泻土、助水、疏木，自拟中药如下：常用泻土药如苍术、白术、茯苓、薏苡仁；常用助水药如旋覆花、玄参、肉苁蓉等辨证加减；常用抑木药如乌梅、生白芍、山萸肉、香附等辨证加减。

金运太过年，可用小柴胡汤去党参、黄芩、大枣、生姜、半夏，加桂枝、全瓜蒌、白芍、生牡蛎、干姜、五味子（柴胡、桂枝、全瓜蒌、干姜、五味子、白芍、生牡蛎、生甘草）。如按照治法用泻金、柔木、助火，自拟中药如下：常用泻金药如半夏、天冬、麦冬、沙参等辨证加减；常用柔木药如乌梅、芍药、山萸肉；常用助火药如干姜、附子、紫菀、麻黄等辨证加减。

水运太过年，可用茯苓四逆汤（茯苓、附子、干姜、炙甘草、党参）。如按照治法用燥水、助土、助火，自拟中药如下：常用助火燥水药如桂枝、干姜、附子、肉桂、车前子、泽泻等辨证加减；常用助土药如苍术、白术、茯苓、薏苡仁等辨证加减。

（2）五运不及年。

木运不及年，可用乌梅汤（丸）（乌梅、黄柏、党参、桂枝、附子、细辛、黄连、当归、川椒、干姜）加减治疗。如按照治法用柔木、润燥、泻土，自拟中药如下：常用柔木药如乌梅、山萸肉、枸杞、芍药等辨证加减；常用润燥药如沙参、天冬、麦冬等辨证加减；常用泻土药如苍术、茯苓、薏苡仁、白术等辨证加减。

火运不及年，可用桂枝人参汤（桂枝、党参、干姜、白术、炙甘草）加减。如按照治法用泻金、温水、助火，自拟中药如下：常用泻金药如半夏、薤白、木香等辨证加减；常用温水药如桂枝、干姜、附子、肉桂等辨证加减；常用助火药如麻黄、厚朴、远志等辨证加减。

土运不及年，可用处方理中汤（丸）（党参、白术、干姜、炙甘草）。如按照治法用抑木、扶土、泻水，自拟中药如下：常用抑木药如乌梅、山萸肉、枸杞、芍药等；常用扶土药如白术、人参、山药、大枣等辨证加减；常用泻水药如旋覆花、泽泻、车前子、肉苁蓉等辨证加减。

金运不及年，可用处方百合固金汤（百合、生地、熟地、麦冬、白芍、当归、玄参、生甘草、川贝、桔梗）。如按照治法用泻火、扶金、柔木，自拟中药如下：常用泻火药如黄连、黄芩、栀子、竹叶等辨证加减；常用扶金药如人参、山药、天冬、麦冬等甘寒助土生金水辨证加减；常用柔木药如乌梅、山萸肉、芍药等辨证加减。

水运不及年，可用处方附子理中汤（附子、党参、白术、干姜、炙甘草）。如按照治法用燥土、温水、泻火，自拟中药如下：常用燥土药如苍术、茯苓、薏苡仁、白术等辨证加减；常用温水药如桂枝、干姜、附子、肉桂等辨证加减；常用泻火药如黄连、黄芩、栀子、竹叶等辨证加减。

2. 根据患者就诊时"六气"的主气及客气参考用方药

（1）太阳司天，太阴在泉。

太阳寒水之气与太阴湿土之气相合，故病发寒湿、肌痿、足痿不收、濡泻、血溢等。诸症多属太阴病症，盖太阴脾主肌肉和四肢、主运化、主统血。全年用理中汤加减治疗。初之气为少阳相火加临厥阴风木，风火同气，故其所发病症为病温，身热、头痛、呕吐、肌腠疮疡，皆属风热之症，可用防风通圣散以解表通里、疏风清热。二之气为阳明燥金加临少阴君火，火热为清凉之气所遏，则病发为气郁中满，故可用栀子豉汤主治。三之气为太阳寒水加临少阳相火，也是火为寒水之气所遏，故有病寒、反热中、痈疽、注下、心热瞀闷等，属上热下寒、寒热错杂之证，因此，可用寒热并用的乌梅汤（丸）来主治。四之气为厥阴风木加太阴湿土，木可克土，故病发大热少气、注下赤白等风热和湿热之症，可用白头翁汤主治；若偏湿，以致太阴脾为湿困，不能传输水谷之精气而发为肌足痿者，则改用理中汤（丸）主治。五之气和六之气（终气），可用理中汤（丸）辨证加味治疗。

（2）阳明司天，少阴在泉。

阳明燥气与少阴热气相合，则灼阴耗津，故病发为咳、嗌塞、寒热发、暴振慄、癃闷等燥热之证。全年可用猪苓汤加减治疗。初之气客气太阴湿土加临主气厥阴风木，主克客（木克土）。风为阳邪，湿为阴邪，故病发为热与湿结之症，如中热胀、面目浮肿、善眠、鼽衄、呕、小便黄赤甚则淋等脾肾湿热之证，可用猪苓汤主治。但本证中的鼽衄一症非猪苓汤所能治者，可另选麦门冬汤加竹茹治之。

二之气为二火相加，火热淫胜，则病多疫疠，可酌选黄连解毒汤主治。三之气为阳明燥金加临少阳相火，阳明清凉之气与少阳火气相合，则病发寒热。寒热往来原为少阳病之主症，可用小柴胡汤主治。四之气为太阳寒水加临太阴湿土，又属岁半之后，而岁半后之主气（在泉之气）为少阴君火，故形成火热之气被寒湿之阴邪遏郁于内，因而发为暴仆、振慄、谵妄、少气、嗌干、引饮、心痛、痈肿、疮疡、疟寒、骨痿、血便等寒热错杂之证，可选用寒热药物并用的乌梅汤（丸）主治。五之气为厥阴风木加临阳明燥金，秋行春令，用猪苓汤。六之气（终气）为少阴热气加临太阳寒水，冬令反得温热之气，故病温，可酌选麻杏石甘汤等方。

（3）少阳司天，厥阴在泉。

少阳为火气，厥阴为风气，风火同气。火气淫胜，则寒水来复，风热之气在外，寒水之气在内，故病发外有疮疡，内有寒中、泄满；寒热相争，则发寒热疟泻、聋瞑、呕吐；寒湿之气上乘，则上浮肿色变。全年可用小柴胡汤加减治疗。初之气为客气少阴君火加临主气厥阴风木，也属木火同气，故发为病温的血溢、目赤、咳逆、头痛、血崩、胁满、肤腠疮疡等风火淫胜之证，可用厥阴病总方乌梅汤（丸）主治。二之气为太阴湿土加临少阴君火，二者虽属母子关系，但非同气，故病发咳逆、呕吐、疮发于中、胸嗌不利、头痛、身热、昏愦脓疮等火热之邪为阴湿所遏而郁于内之证，可用防风通圣散主治。三之气的客主皆少阳相火，故病发热中、聋瞑、血溢、脓疮、咳呕、衄衊、喉痹、目赤、口渴等，可用少阳病主方小柴胡汤加栀子、连翘；如伴耳聋、目赤，为少阳中风之证，故加桂枝以散风邪，因其口渴，故去半夏加天花粉12克以清热生津。四之气为阳明燥金加临太阴湿土，阳明清凉之气与太阴湿气相合，均属阴邪，故有病满身重，可用太阴病的主方理中汤主治。五之气为太阳寒水加临阳明燥金，秋冬之交行闭藏之冬令，气门乃闭，宜周密以避寒邪，调养适度，练功则可不发病，治疗可用小柴胡汤去党参、黄芩加防风、黄连、茯苓主治。六之气（终气）为厥阴风木加临太阳寒水，厥阴为春木之气，太阳为冬寒之气，今冬令遇春发之气，则发而不藏，故病发关闭不禁、阳气不藏，肾气不藏而上乘，则心痛、咳，可用参附汤主治。

（4）太阴司天，太阳在泉。

太阴湿土之气与太阳寒水之气相合，故病发寒湿、腹满、身䐜愤、胕肿、痞逆、寒厥、拘急等症，可用太阴病主方理中汤（丸）加桂枝即桂枝人参汤主治。初气为厥阴风木相加，风为阳邪，风胜则燥，故病发为血溢、筋络拘强、关节不利、身重筋痿等筋络失养之证，可用治疗"中风"的主方桂枝汤主治。可加防风9克，以增强祛风之力；加栝楼根9克、葛根12克，以清热生津而濡养筋脉、舒通经络；加竹茹30克，清脉络之热以止血溢。二之气为少阴热气相加，故有湿疠大行，可酌选黄连解毒汤等方主治。三之气为太阴湿上加临少阳相火，又遇太阴湿土之气司天，湿气过盛则火熄，故病发为身重、胕肿、胸腹满等太阴湿病，可用太阴病之主方理中汤加茯苓12克主治。四之气为少阳相火加临太阴湿土，而后半年又有在泉之太阳寒水主气，故病发有腠理热、血暴溢、疟、胸腹满热、胪胀、胕肿等寒湿热症和寒热交争之证。其所用治方，若偏于热者，可用竹叶石膏汤去竹叶加竹茹，以清热止血；若偏于寒湿者，则用胃苓汤，以除湿消满胀。五之气为阳明燥金相加，阳明燥金为清凉之气，阳明又主肌肉，故有寒气及体、病发皮腠之症，可用伤寒病表证之主方麻黄汤主治。六之气（终气）为太阳寒水相加，寒水之气过盛，则病发关节禁固、腰脽痛等寒凝经脉之证，故可用治疗寒湿淫胜之方麻黄加术汤主治。

（5）少阴司天，阳明在泉。

少阴为热气在上，故上发为咳喘、血溢、衄嚏、目赤、眦疡、嗌干、肿上；阳明清气在下，故下发为血泄、寒厥；寒热交争于中，故发为心痛、腰痛、腹大。因此，在治疗时若病在上者，可选用治火逆上气之方麦门冬汤（见火运太过）主治；若病在中下者，可选用寒热并用、中下兼顾的乌梅汤（丸）（见木运不及）主治，盖乌梅汤（丸）为厥阴病主方。初之气为太阳寒水加临厥阴风木，上半年又为少阴热气司天所主，故病发有关节禁固、腰脽痛等寒邪所致的太阳之症，又有中外疮疡等少阴热气所致之症，均可选用荆防败毒散加黄连主治。二之气为厥阴风木加临少阴君火，风火同气，风火上炎则目瞑、目赤、气郁于上而热，热气下注则病淋，可选用清泻少阳三焦相火郁而为病的主方小柴胡汤主治。三之气为少阴君火加临少阳相火，二火相加，故病发气厥心痛、寒热更作、咳喘、目赤等，可选用清泻少阳三焦之火邪为病的主方，小柴胡汤去党参加桂枝9克，或去黄芩加白芍9克，或去生姜、大枣加干姜、五味子、生牡蛎。四之气为太阴湿土相加，太阴湿土之气于时为长夏，长夏多湿热交蒸，故病发有寒热、嗌干、黄疸、衄衊、饮发等湿热之证。太阴为至阴，阴极阳生、阳极阴生，阳热阴寒，故病有寒热；湿热内蕴致津液不能上输，则嗌干，热气上蒸，热为血迫，则发衄衊；湿停于中，则饮发，故用太阴病主方理中汤加茵陈、竹茹、茯苓。五之气为少阳相火加临阳明燥金，若火气与清凉之气相济则可无病；若火气偏盛则发病温，此时可酌选麻杏石甘汤主治。六之气（终气）为阳明燥气加临太阳寒水，阳明燥气与太阳寒气皆属阴邪，火为阴寒所遏而郁于内，则上而为肿、喘咳，甚则血溢；寒邪侵于外，则病生皮腠，内合于胁下连少腹而作寒中。可用治疗火逆上气之麦门冬汤加竹茹、杏仁。

（6）厥阴司天，少阳在泉。

厥阴风木司天为在上，故风病行于上；少阳火气在泉为在下，故热病行于下；风火相交，故胜复形于中。因此，上中下三焦皆病，故可选清泻少阳三焦火邪之小柴胡汤主治。初之气为阳明燥金加临厥阴风木，金旺则伤肝木，金为西方秋凉之气，而肝木位于人体的右侧，故病发右胁下寒，可用温肝散寒的暖肝煎主治。二之气为太阳寒水加临少阴君火，太阳寒水之客气属外，少阴君火之主气属内，故病发热中，可用外解寒邪、内清烦躁的大青龙汤主治。二之气为厥阴风木加临少阳相火，风火同气，但由于是客生主，因此病发为泣出、耳鸣、掉眩等母病。母实则泻其子，故仍选用少阳病的主方小柴胡汤加减，去党参加桂枝，去大枣加牡蛎，又另加栀子、白芍。四之气为少阴君火加临太阴湿土，少阴君火之热与太阴湿土之湿相合，郁而为黄疸、胕肿等症，故可用治黄疸之方茵陈五苓散主治。五之气为太阴湿土加临阳明燥金，太阴为湿邪，阳明为清凉之气，二者为寒湿之阴邪，故病发寒气及体，可选用治疗寒湿之邪的麻黄加术汤。六之气（终气）为少阳相火加临太阳寒水，少阳火气主夏令，太阳寒水主冬令，今冬行夏令之气，致阳气不藏而津液外泄，故发温疠，可酌选泻火解毒的黄连解毒汤等方主治。

3. 四诊的病位脏腑和经络

根据患者四诊得到的病变脏腑（病位）和经络（十二经用药），参照病机十九条等理论，可把患者的各种证纳入五行辨证和八纲辨证体系，根据患者的五脏虚实和病位的经络来结合用药，有以下四种处方思路。

（1）五行辨证方剂＋十二正经用药的相关药＋相关药对＋体质用药加减。根据四诊得出的主要病变脏腑，选取其五脏太过或不及的五行辨证方剂（其补泻方），用辨证得出的病变所处的十二正经，选取其经络的相关药，再结合病变脏腑的相关药对和患者的体质用药。

（2）八珍汤（四物汤＋四君子汤）为基本处方＋左右手寸关尺脉的虚实相对应的药＋相关药对＋体质用药加减。根据左右手脉对比分出阴虚和阳虚（同时参考舌诊、望诊、问诊等），调整四物汤与四君子汤的用量，再根据患者左右手寸关尺脉的虚实给予相对应的中药，最后结合病变脏腑的相关药对及患者的体质用药。

（3）患者有明确的主诉或有明确的西医检查和诊断结果。这时，医者不可盲目地按照西医的检查和诊断结果开方，尚需用到中医的辨证方法，辨脏腑气血虚实，按补虚泻实的原则选择治疗的主要方剂，再结合中药的有效药对和经验用药及患者的中医体质，开出处方和（或）针灸穴位。

（4）患者无明确的主诉，医者可根据就诊时的五运六气、患者体质及四诊的结果，从而开出中药处方和（或）针灸穴位。

（三）王琦教授"辨体—辨病—辨证诊疗模式"的体质分类论治

1. 气虚质的调体方法

气虚质者多元气虚弱，主要原因在于先天不足、后天失养或病后气亏，宜培补元气，补气健脾。代表方为四君子汤、补中益气汤。常用药为党参、白术、茯苓、甘草、黄芪、陈皮、大枣等药物。《素问·阴阳应象大论》曰："形不足者，温之以气；精不足者，补之以味。"这里的"形""精"与"气""味"正是气虚质特征及培补元气具体的调体方法。

2. 阳虚质的调体方法

阳虚质者多元阳不足，宜补肾温阳，益火之源。常用方为金匮肾气丸、右归丸、斑龙丸、还少丹等，常用药物有熟地、山药、山茱萸、枸杞子、菟丝子、杜仲、附子、肉桂等。

3. 阴虚质的调体方法

阴虚质者多真阴不足，其原因与先天本弱，后天久病、失血、积劳伤阴有关，宜滋补肾阴，壮水制火。常用方为六味地黄丸、大补阴丸等，常用药物有熟地、山药、山茱萸、丹皮、茯苓、泽泻、桑葚、女贞子等。

4. 痰湿质的调体方法

痰湿质者多脾虚失司，水谷精微运化障碍，以致湿浊留滞，宜健脾利湿，化痰泻浊。代表方为参苓白术散、三子养亲汤等，常用药物有党参、白术、茯苓、炙甘草、山药、扁豆、薏苡仁、砂仁、莲子肉、白芥子、莱菔子、苏子等。

5. 湿热质的调体方法

湿热质者多湿热胶结不解，宜分消湿浊，清泄伏火。代表方为泻黄散、泻青丸、甘露消毒丹等，常用药物有藿香、山栀、石膏、甘草、防风、龙胆草、当归、茵陈蒿、大黄、羌活、苦参、地骨皮、贝母、石斛、麦冬、泽泻等。

6. 血瘀质的调体方法

血瘀质者多血脉瘀滞不畅，多因先天遗传，后天损伤，起居失度，久病血瘀等所致，宜活血祛瘀、疏经通络。代表方为桃红四物汤、大黄䗪虫丸等，常用药有桃仁、红花、赤芍、当归、川芎、大黄等。

7. 气郁质的调体方法

气郁质者多气机郁滞，其形成与先天遗传及后天情志所伤有关，宜疏肝理气，开其郁结。代表方为逍遥散、柴胡疏肝散、越鞠丸等，常用药物有柴胡、陈皮、川芎、香附、枳壳、白芍、甘草、当归、薄荷等。

8. 特禀质的调体方法

特禀质者是由于先天性或遗传因素所形成的一种特殊体质状态，如先天性、遗传性的生理缺陷，先天性、遗传性疾病，变态反应性疾病，原发性免疫缺陷等。该体质对季节气候变化适应能力差，易患花粉症，易引发宿疾，易药物过敏。过敏质者主要是肺气不足，卫表不固，易致外邪内侵，形成风团、瘾疹、咳喘等。治疗宜益气固表，养血消风，代表方为玉屏风散、消风散、过敏煎等，常用药物有黄芪、白术、防风、蝉衣、乌梅、益母草、当归、生地、黄芩、丹皮等。

注：以上是我学习和临床实践的开方经验。虽然五运六气理论开方要复杂一些，但只要下功夫认真学，是可以掌握的。

开处方是中医临床的一门技巧，也是中医师的基础。处方有按照君、臣、佐、使一定结构开出的处方，也有临床医生的经验方及中医药单方。在临床运用过程中，中医师根据病症的不同阶段，病情的轻重缓急，患者的年龄、性别、职业，以及气候和地理环境等因素做相应的加减。注意君药和主证的关系及药量与君药的关系，不因药味加减变化而造成处方的功效和治疗范围的改变，达不到应有的治疗效果。即处方要对主证，解决患者的主要问题。除此之外，还要注意以下几点。

（一）中药的配伍

中药的配伍有相须配伍、相使配伍、相畏配伍、相杀配伍、相恶配伍、相反配伍等方式，其中有要追求的，也有要避免的，现分述如下。

1.相须配伍

指两种主要功效类似的药物，通过配伍能增强其原有的功效。如石膏配知母能增强清热泻火的功效，大黄配芒硝能增强攻下泻热的功效。

2.相使配伍

指功效上有共性而分类并不相同的两种药物配伍，一种为主选药，一种为辅助药，通过配伍可以提高主选药的功效。如大黄能提高黄芩清肺热的功效，茯苓能提高黄芪利水的功效。

古代文献所列具有相使关系的药物以异类药为多，具有相须关系的药物以同类药为多，所以现代可以这样规范相使与相须的区别，即前者为具有一定共性的异类药物配伍，后者为功效相同的同类药物配伍，两种配伍的目的均为增强疗效。

3. 相畏、相杀配伍

第一种药物的毒性或副作用能被第二种药物减轻或消除，可以说成是第一种药物"畏"第二种药物，或第二种药物"杀"第一种药物之毒。如生半夏的毒性能被生姜减轻或消除，可以说生半夏"畏"生姜，或生姜"杀"生半夏之毒。

4. 相恶配伍

两种药物合用，一种药物可以降低甚至消除另一种药物的功效叫相恶。如莱菔子能削弱人参的补气作用，叫人参"恶"莱菔子。

5. 相反配伍

指两种药物合用，能产生毒性反应或副作用。为了临证时避免这种配伍，金元时期曾有医者提出"十八反""十九畏"两类配伍禁忌，一直沿用至今。"十八反"是甘草反甘遂、大戟、海藻、芫花，乌头反贝母、瓜蒌、半夏、白蔹、白及，藜芦反人参、沙参、丹参、玄参、细辛、芍药。"十九畏"是硫黄畏朴硝，水银畏砒霜，狼毒畏密陀僧，巴豆畏牵牛，丁香畏郁金，川乌、草乌畏犀角（因犀牛为国家保护动物，故本条可以忽略），牙硝畏三棱，官桂畏石脂，人参畏五灵脂。目前尽管对"十八反""十九畏"有一些不同的看法，但毕竟存在着一些趋于肯定的试验，如半夏与附子合用可使小鼠心电图出现心肌缺血性改变；半夏与制川乌合用可发生程度不等的传导阻滞；人参与藜芦合用，人参的适应原样作用消失，且毒性增强。因此，若无充分根据和临床经验，须避免盲目配合应用。注意，"十八反"里的甘草、海藻可以合用于治疗甲状腺肿。

（二）中药方剂用量

确定适当的药物剂量是组方定剂的一个重要环节。清代名医王清任说："药味要紧，分量更要紧。"如果不注意中药剂量则会影响疗效。中药剂量还应注意以下几点。

1. 要注意药物的品质

常用药物一般内服剂量为5~12克，重量特轻的药物如木蝴蝶、通草、马勃等一般量偏小，矿物药、介壳类药如磁石、自然铜、代赭石、生石膏、珍珠母、石决明、牡蛎等一般量偏大，某些贵重药、芳香药、峻烈药、毒性药的药用剂量一般也很小，且不得随便应用。

2. 要注意参考成方或经方中的药物剂量比例

如桂枝汤与小建中汤，两方桂枝与芍药的比例不同，前者为1∶1，后者为1∶2。因为前者用于解肌、调和营卫，后者用于建中缓急，临证用此二方当据原方的剂量比例而确定各药剂量，这是因为成方功效不同而剂量比例有异。而在一般方剂中，药物之间比例关系是君药剂量最大，臣药次之，佐使药更次之。如治疗因虚致瘀的补阳还五汤，黄芪为君药，原方剂量达200克，而其他活血化瘀药的剂量仅5~10克（黄芪与当归之比是20∶1）。

3. 要注意同一药物因剂量不同而作用也不同

如枳壳5~10克为理气破气，30克以上配合大剂益气升提药反而可以升提中气而治疗内脏下垂，所以在治疗胃下垂或子宫下垂时当用到30克以上。其他如益母草一般调经化瘀用6~10克，若用于产后子宫复旧、降压、利尿则须大剂量，其量一般为30~60克；黄芪一般剂量或较大剂量用于补气固表，托疮利水，若降压则须用到60克；甘草用于调和诸药、补益、解毒一般剂量为5~10克，若作为溃疡病的辨病用药使用，则须用到15~30克；白术用至30克以上，与茯苓、黄芪、泽泻等配伍利水效果相当好，量小则利水效果差，但若用于健脾化湿则无须这么大的剂量。

4. 要注意因人、因时、因地制宜

西药的用量大小与体重有关，儿童尤应注意计算。而中医则认为剂量的大小与体质有关。体质壮实，剂量可以偏大；体质虚弱、老人或小儿则以剂量偏小为宜。剂量与时令也有关，春夏腠理开泄阳气外浮，发汗药及温阳药剂量宜小；秋冬腠理致密阳气内藏，发

汗药及温阳药剂量应较春夏用量为大。《本草崇原》中述："西北人土气敦厚，阳气伏藏，重用大黄能养阴而不破泄，东南人土气虚浮，阳气外泄，稍用大黄即伤脾胃，此五方五土之不同也。"

5. 要注意因病证而异

如急腹症患者，腹痛便秘，体质壮实，通里攻下药剂量不妨偏大，以期速效。慢性虚劳病患者，长年不断地服用补益药，则剂量可以偏小，以期细水长流缓缓建功。

（三）中药的煎煮

中药的煎服法也是注意点之一。清朝名医徐灵胎说："煎药之法，最宜深讲，药之效与不效，全在乎此。夫烹饪禽鱼羊豕，失其调度，尚能损人，况药之专以治病而不讲乎？""方虽中病，而服之不得法，则非特无功，而反有害，此不可不知也。"

煎药法主要指汤剂的煎法。煎药之法一般以饮用冷水先浸泡30分钟~1小时，然后再煎。加水量一般漫过中药3厘米，先以武火煎开，再用文火煎熬，至药液消耗到二分之一至三分之一为度。煎药时宜加盖煎熬，要防止溢出也要防止煎干，若不注意将药熬焦结底，则宜弃之换药重煎。解表药、芳香开窍药可以武火快煎；味厚滋补药品一般以文火缓煎；和解方或大方可以文武火交替煎熬；介石类（如珍珠母、磁石等）或质轻量大的药物（如糯稻根、竹茹等）或久煎可以减毒的药（如制附子）宜先煎，先煎时间为20分钟~1小时；气味芳香药宜后下，快煎4~5分钟即可；煎后易形成粉糊（如滑石、赤石脂、蒲黄等）、有黏性（如车前子）或有毛（如旋覆花）的药宜布袋包煎；阿胶等胶类药宜放入小茶碗或酒杯中用水蒸气蒸化（烊化），然后单独服用或兑入已煎好的药汁中服用；贵重药如人参等宜另煎，单独服用或兑入已煎好药汁中服用；自然汁（如鲜竹沥）、粉剂（如肉桂末、沉香粉、三七粉）需冲服或温水吞服。

（四）中药口服的医嘱

中药口服可以按照病位进行指导。一般病位在膈以上饭后服，病位在膈以下饭前服。《汤液本草》提出的原则："药气与食气不欲相逢，食气消则服药，药气消则进食，所谓食前食后盖有义在其中也。"特殊服法很多，须据病情及药性而用。补阳益气、温中散寒、行气活血药宜于早晨服用，以随阳气充盛之势而因势利导；滋阴补血、收敛固涩、重镇安神、定惊息风药宜傍晚或晚间服用，以随卫阳入阴之势，收滋阴、收涩、安神、息风之功。另外关于服药忌口的问题也要辨证，如阴虚火患者宜不吃或少吃辛辣食物、羊肉、狗肉等热性食物；脾胃虚寒患者宜不吃或少吃冷饮、西瓜、梨子、绿豆等凉性食物；其他还有过敏性疾病患者忌吃"发物"（如海鱼、虾、螃蟹、猪头肉等），服用人参忌吃萝卜，等等。

【第三章】 针灸学习和《针灸易学》发挥

学习针灸，建议从清代李守先著的《针灸易学》开始，该书通俗易懂，值得推荐。笔者在学习该书期间加上体会和点评，一起推荐给有缘人。加上樊家文老师对其中部分穴位进行解释，使该章的知识点更加具特色。

第一节　针灸源流

《素问》十二卷，世称黄帝、岐伯问答之书。及观其旨意，殆非一时之言，而所撰述，亦非一人之手，刘向指为诸韩公子所著，程子谓出战国之末，而其大略正如《礼记》之萃于汉儒，而与孔子、子思之言并传也。盖《灵兰秘典》《五常正大》《六元正纪》等篇，无非阐明阴阳五行生制之理，配象合德，实切于人身。其诸色脉病名，针刺治要，皆推是理以广之，而皇甫谧之《甲乙》，杨上善之《太素》，亦皆本之于此，而微有异同。医家之纲法，无越于是书矣。然按《西汉·艺文志》，有《内经》十八卷及扁鹊名，白氏云：《内经》凡三家，而《素问》之目乃不列，至《隋·经籍志》始有《素问》之名，而指为《内经》。唐王冰乃以《九灵》九卷，牵合《汉志》之数，而为之注释，复以《阴阳大论》托为师张公所藏，以补其亡逸，而其用心亦勤矣。惜乎朱墨混淆，玉石相乱，训诂失之于迂疏，引援或至于未切。至宋林亿、高若讷等，正其误文，而增其缺义，颇于冰为有功。

《难经》十三卷，秦越人祖述《黄帝内经》，设为问答之辞，以示学者。

《子午经》一卷，论针灸之要，撰成歌诀，后人依托扁鹊者。

《千金方》唐孙思邈所撰。至引导之要，无不周悉。

《十四经发挥》三卷，许昌滑寿伯仁，传针法于东平高洞阳，得其开阖流注交别之要，而施治功，以尽医之神妙。

《神应经》一卷，乃宏纲陈会所撰。先著《广爱书》十二卷，虑其浩瀚，独取一百一十九穴，总成一帙，以为学者守约之规，南昌刘瑾校。

《古今医统》《乾坤生意》《医学入门》《医经小学》中取关于针灸诸姓氏各见原书。

《玄机秘要》，三衢继洲杨济时家传著集。

《针灸大成》总辑以上诸书，类成一部，分为十卷，委晋阳靳贤选集校正。后人学习，屡试屡效。

第二节　手法

手法歌、修针、取寸、持针、定神、补泻法、退针、合法、晕针。

一、手法歌

三阴三阳气血分，凝滞全凭用金针，
左指点穴知真所，右手持针须静心。
补要久留虚不虚，泻要去疾实不侵，
转左阴中能生阳，旋右阳中可生阴。
发明《素》《难》真玄妙，景仰岐黄秘诀深。
诚欲劳心劳力学，必往愈明愈哲寻。
譬如闭户造车辆，出门合辙值千金。
企望志士细推此，机秘千载有知音。

按：该手法歌未提到提插补运转的平补平泻方法。

二、论修针

古针有九，先屡造，总不如法，后得吾师口授，用缝衣大钢针一个，长二寸，或一寸五分三棱针一个，以铜丝缠其首，极紧，留下三分已足矣。钢针即古毫针也，医百病，内有手法列后；三棱针刺而即出，出血，无手法，曰泻针，医百病。毫针去锋，遇筋筋躲，逢骨骨顶，不伤肌肉；三棱针不去锋，便出血也。以金造针更佳。外一针二穴，用长针五六寸。

又偶断针者，再将原针穴边复刺一针补之，即出或用磁石引针出。磁石即吸铁石。

按：现代的针灸针多用一次性的针灸针，以避免通过针具造成血液传播性传染病的传播。

三、论取寸

人有高低，因寸有长短。取病人手中指中节，屈指二横纹头为一寸，刺手足并背横量用之。病人仰卧从心蔽骨头下，至脐边，以稻草量定掐之，分为八寸。无蔽骨，取歧骨下分为九寸，去一寸，仍八寸，刺腹上下用之。病人两乳间，以稻草量定，分为八寸，刺腹横量用之。病人前眉心至大椎，分为一尺八寸，刺头面用之。病人目内眦至外眦为一寸，刺头横量用之。

按：这是中国针灸根据个体高矮胖瘦等体型的不同而计算针灸度量的方法，临床实用。

四、论持针

将穴认真，医以左手大指甲或以次指甲，掐定，用力重掐，病家觉麻木走气，或动脉应手，即得穴也，右手大指、次指持针刺之。观针如不光明，插地十余下自明。新针先以口温而后刺，刺过几人，成熟针也，不必温。

按：一次性针灸针较安全，如果是本人专用的金针或银针，每次可用碘伏或75%的酒精消毒。

五、论定神

当刺时，医言勿惊，虚点几针，病家不惧而后刺之。医家气象从容，目无旁视，心无别营，手如握虎，势若擒龙，用针自无不妙。

按：根据患者对针灸的认可程度和对疼痛的耐受度选择针具，如直径0.13 mm或0.18 mm的针灸针疼痛会减少。

六、四明高氏补泻

《拔萃》云：泻法，令病人咳嗽一声，撚针入腠理。病人吸气一口，针至六分，觉针沉涩，复退三分，再觉沉涩，更退针一豆许，仰手转针头向病所，以手循经络扪至病所，合手回针，引气直过针所三寸，随呼徐徐出针，勿闭其穴，令走气也。命之曰泻。补法，令病人咳嗽一声，捻针入腠理，病人呼气一口，纳针至八分，觉针沉紧，复退一分，更觉沉紧，仰手转针头向病所，依前循扪其病所，气至病所，随吸而走出针，速按其穴，恐走气也。命之曰补。上言沉紧者，气至也。古云：气至速而效速，气至迟而效迟，候之不至病危。又云：呼不过三，吸不过五。

《明堂》云：当补之时，候气至病所，更用生成之息数，令病人鼻中吸气，口中呼气，病家自觉热矣。当泻之时，使气至病所，更用生成之息数，令病人鼻中出气，口中吸气，按所病之处，病家自觉清凉矣。

《神应经》转针泻法：针男女左边，医用右手大指向前，食指向后◎。针男女右边，医用左手大指向前，食指向后转◎，皆外转◎◎为泻。补法：针男女左边，医以右手食指向前，大指向后◎。针男女右边，医以左手食指向前，大指向后◎，皆内转◎◎为补。至于男背上中行左转为补，右转为泻。腹中行右转为补，左转为泻。女背中行右为补而左为泻，腹中行左为补而右为泻，盖男子背阳腹阴，女子背阴腹阳，男女不同，惟此耳。

凡泻皆以六数，一六、二六、三六、四六、五六、六六。有用三六、有六六，不同。凡补皆以九数，一九、二九、三九、四九、五九、六九、七九、八九、九九。一次三九,二次三九,三次三九,九九八十一数。又治热针去疾，治寒针久留。提针为补为热，插针为泻为寒。

七、论退针

先疼至不疼时宜退针，先不疼至疼时宜退针，即先紧至不紧时出针，先不紧至紧时出针之谓也。

八、论合法

凡出针以指头肚急按穴眼，勿泄其气，使不出血，复以土按穴上，多揉为妙。如血出多揉必止，此止血法也。再令病人不时揉之，永无后患。

今人习针少而用药者多，恐晕针也。独不知晕针者无不获效，用药不当，难以保全。针与药较，针易而药难也，胡不学。晕针详后。

按：出针后按穴眼时要注意"无菌"操作，可用棉签按穴眼。此为开阖补泻法的补法。用土按穴位不提倡。

九、论晕针

神气虚也。古云：色脉不顺而莫针，并忌风雨雪阴天，及醉劳房事，惊饥居丧之人。先治三千余人，男晕针者十六人，女晕针者一人。初以指甲掐病人十指甲盖上一分肉上，晕者即醒，今以指甲掐病人鼻下正中肉上，醒而方去，较前更捷。然晕针者，必获大效，以血气交泰之故，俗云，针不伤人，此之谓也。

南丰李先生治晕针法，晕针不可起针，宜以别针就旁刺之，用袖掩病人口鼻回气，与热汤饮之即醒，良久再针。甚者针手膊上侧筋骨陷中，即蝦蟆肚肉上，名醒醒穴。或三里穴即醒，其病必愈，若起针坏人。

按：避免晕针的注意事项有要避免针灸前饥饿和饭后立即针灸的情况。如出现晕针要取针，让患者平躺，喝白糖水或葡萄糖水，也可以按压风府穴和风池穴。

第三节　认症定穴

一、难经

六十一难曰：经言望而知之谓之神，闻而知之谓之圣，问而知之谓之工，切脉而知之谓之巧，何谓也？

盖望而知之者，望见其五色，以知其病。

《素问·五脏生成篇》云：色见青如草滋，黄如枳实，黑如炲，赤如衃血，白如枯骨者皆死。青如翠羽，赤如鸡冠，黄如蟹腹，白如豕膏，黑如乌翎者皆生。

闻而知之者，闻其五音以别其病。

四明陈氏曰：五脏有声，而声有音，肝声呼，心声笑，脾声歌，肺声哭，肾声呻。常则安，变则病，闻何声，则知何经之病也。

问而知之者，问其所欲五味，以知其病所起所在也。所欲者偏嗜、偏多食之物也。

切脉而知之者，诊其寸口，视其虚实，以知其所病在何脏腑也。

王氏脉法赞曰：脉有三部，尺寸及关，荣卫流行，不失衡铨。肾沉心洪，肺浮肝弦，此自常经，不失铢钱，出入升降，漏刻周旋，水下二刻，脉一周身，旋复寸口，虚实见焉。

经言：以外知之曰圣，以内知之曰神，此之谓也。

凡认真病名，详察后书，诸先生认症定穴，相对不二。病名之下开用何穴，有二、三、五、六穴不等者。即病，知用何穴。再查穴目录，穴下有号，查号知穴在何处，记心其穴，或针几分，或灸几壮，或补或泻，或迎或随，或半补半泻，以活经络。或飞经走气，引导气血。或久留，或去疾。或提或插，或出血或不出血，俱在前手法之内也。先屡用屡效。

凡后言穴不言针灸者，以针刺之。言灸不言针者，禁针也。言针不言灸者，禁灸也。又言三分五分者，针刺三分五分深也。言三壮五壮者，艾灸三壮五壮也。

《灵枢·杂症论》：人身上部病，取手阳明大肠；中部病，取足太阴脾经；下部病，取足厥阴肝经；前膺病，取足阳明胃经；后背病，取足太阳膀胱经。取经者，取经中之穴也。一病可选一、二穴治之。

二、纪氏治法

纪氏曰：井之所治，皆主心下满；荥之所治，皆主身热；俞之所治，皆主体重节痛；经之所治，皆主喘嗽寒热；合之所治，皆主逆气而泄。

三、行针指要歌

针风：先向风府、百会中。
针水：水分、侠脐上边取。
针结：针着大肠、泄水穴。
针劳：膏肓及百劳。
针虚：气海、丹田、委中奇。
针气：膻中一穴分明记。
针咳：肺俞、风门须用灸。
针痰：先针中脘、三里前。
针吐：中脘、气海、膻中补。
翻胃吐食一般医，针中奇妙少人知。

四、继洲杨先生《胜玉歌》认症定穴治法

头痛眩晕：百会。
心疼脾痛：上脘。
脾痛背痛：中渚泻。
膝肿：行间。
头风眼痛：上星。
头项强急：承浆。
牙腮疼紧：大迎。

胃冷：下脘。

颔肿喉闭：少商。

中风吐沫：人中、颊车。

疟后痞满：章门。

耳闭：听会。

目内红肿：丝竹、攒竹。

臂背疼痛：三里。

头风头痛：灸风池。

瘰疬：少海、天井。

大便泄泻：灸天枢。

一切气症：气海，针灸。

小肠气痛：归来、中髎。

筋疼：支沟。

心热口臭：大陵。

胎衣不下：阴交。

遗精白浊：心俞。

脚气：复溜。

五痫：后溪、鸠尾、神门。

腿股痠：环跳、风市、阴市。

黄疸：至阳。

髀疼：肩井。

眼疼：清冷渊，针。

筋拘挛：尺泽，针。

行步艰难：中封、太冲。

脚背痛：商丘。

脾心痛：公孙，针。

疟多寒热：间使、大杼。

噫气吞酸：膻中七壮。

臁疮：血海。

手难执物：曲池、合谷。

膝肿如斗：膝眼、委中。

两股转筋：承山。

疝气：大敦。

肝血盛：肝俞，泻。

跟骨痛：昆仑、绝骨、丘墟。

霍乱，心疼，吐痰涎：巨阙，灸。

痰涎咳嗽，小儿吼闭：肺俞、天突、筋缩。

肾败腰疼，小便频：肾俞，灸。

腰痛：中空从肾俞下量三寸，各开三寸是穴。灸十四壮，向外针一寸半。此即膀胱经之中髎也。

五、《长桑君天星秘诀歌》认症定穴治法

胃中宿食：三里、璇玑。

脾病：气血、阴交、合谷。

小肠连脐痛：阴陵泉、涌泉。

手臂拘挛：肩髃。

肚腹浮肿：水分、建里。

寒疟面肿肠鸣：合谷、内庭。

胸膈痞满：阴交、承山。

小肠气痛：长强、大敦。

牙疼头疼喉痹：二间、三里。

冷风湿痹：环跳。

指痛挛急：少商。

脚气痠疼：肩井、三里、阳陵泉。

转筋眼花：承山、内踝。

鬼邪：间使。

足缓难行：绝骨、条口、冲阳。

六、聚英先生《肘后歌》认症定穴治法

头顶痛眼不开：涌泉。

哮喘不寐：丰隆，三分。

阴核肿如升大：百会，灸。

手背拘挛不仁：尺泽。

腰膝强痛：交信。

狂言盗汗见鬼：间使。

骨寒髓冷火烧：灵道。

胁痛腿痛：后溪。

头面疾：至阴。

脚腿疾：风府。

两足两肋难伸：飞虎。

狂言盗汗：间使。

心胸病：少府。

脐病：曲泉。

刚柔二痉，口噤目合面红：少商针出血，阴包。

膝肿痛：尺泽、曲池、风府。

破伤风：患处多灸。

风痹痿厥：大杼、曲泉。

肩背病：中渚。

腰腿疼：大都。

腰背挛急：曲池，寸五。

膝股肿：太冲泻。

五痔，血热也：承山。

腰软：委中。

七、扁鹊先生《玉龙歌》认症定穴治法继洲杨先生注解

头风呕吐，眼昏花：神庭补泻。

耳聋、瘰疬、痛痒、肿疮：翳风、听会皆泻。

寒湿脚气肿痛：阴交、三里、绝骨。

腹中气块疼：内关补泻。如大便不通，泻之。

腹中疼痛、胁痛、闭结：大陵、外关、支沟。

九种心疼及脾疼：内关、上脘、中脘。

呆痴不识尊卑骂人：神门泻。

夜梦鬼交：心俞、白环俞、气海两旁灸。

翻胃吐食，黄疸：腕骨针，中脘灸。

传尸劳，痰多气喘：涌泉、丰隆泻；丹田，灸。

满手生疮，气攻心胸：大陵泻，劳宫。

肾强疝气如死人：关元、大敦。

腹满水胀：水分、水道、三里，阴交，灸。

膝盖红肿：阳陵、委中、阴陵出血。

偏正头风：丝竹透率谷。如有痰饮，风池横刺透风府，补泻，十一壮。如无痰饮，合谷针至劳宫，灸二七。

面上诸症：尺泽皆治。

伛症：不伸也。补曲池，泻人中。

偻症：不起也。补风池，泻绝骨。

中风不语：囟会、百会皆灸。

肾弱腰痛：肾俞多灸。

腕中无力：腕骨补泻。

脾家寒热：间使透支沟，补泻。

腿股风：委中出血，环跳、居髎。

脚背痛：丘墟出血，解溪、商丘。

行步艰难：太冲、中封。

寒痰咳嗽：列缺、太渊。

面红心惊：通里，惊补寒泻。

吹乳肿疼：少泽，向后补泻三分。

发热盗汗：百劳，椎骨也。

咳嗽喷嚏：风门多灸。

哮喘不寐：天突、膻中皆灸。

不闻香臭：迎香补泻。

七般疝气：大敦出血。

气喘不眠：璇玑泻，气海灸。

五般痫症：鸠尾灸七壮。

赤白带下：中极多灸。

周身疼痛：痛即穴，名不定。

手不能伸：尺泽出血。

脾泄：天枢二穴多灸。

膝腿无力难立：风市、阴市。

鼻渊眼痛，不闻香臭，头风：迎香补，泻上星。

小儿慢惊：印堂针一分，沿皮透左右攒竹。哭效、不哭难。急惊泻、慢惊补。

口眼㖞斜：灸地仓，艾如绿豆。斜向颊车，颊车之针向透地仓。

膝头红肿痛：髌骨、膝关，在膝盖骨下犊鼻内，横针透二膝眼。

脊背强痛，挫闪腰疼：人中泻，委中紫筋出血。

歌曰：

穴法由来在指中，治病须臾显神功。劝君要知诸般疾，何不当初记玉龙。

先治周身疼痛多矣，必患者亲指出疼所，即以左大指或食指爪掐之，患者啮牙咧嘴，惊颤变色，若疼不可忍，即不定穴也，即天应穴也。右手下针，痛极必效。遵《玉龙歌》曰：浑身疼痛疾非常，不定穴中细审详。有筋有骨宜浅刺，灼艾临时要度量。以上言灸者，以穴下肉红，较钱更大二分为度，定起泡矣。冬以猫毛，夏以竹膜，用麻油调敷之，无妨。又不定穴，即痛处。

八、继洲杨先生《治症总要》认症定穴治法

中风不省人事：人中、中冲、合谷、哑门、大敦。

口噤不开：颊车、人中、承浆、合谷泻。廉泉、人中。

口眼㖞斜：颊车、地仓、人中、承浆、百会。

妇人不生子：合谷泻，三阴交补，中极、子宫灸。

鼻衄不止：合谷、上星、百劳、风府、迎香、人中、印堂。

口内生疮：海泉、人中、承浆、合谷，后金津、玉液。

手臂麻木不仁：肩髃、曲池、合谷、肩井、列缺。

舌肿难言：廉泉、金津、玉液、天突、少商。

心胸疼痛：大陵、内关、曲泽、中脘、上脘、三里。

腹内疼痛：内关、三里、中脘、水分、关元、天枢。

两足麻木：阳辅、阳交、绝骨、行间、昆仑、丘墟。

两膝红肿：膝关、委中、阳陵、中脘、丰隆。

足不能行：丘墟、行间、昆仑、太冲、三里、阳辅。

脚弱无力：公孙、三里、绝骨、申脉、昆仑、阳辅。

浑身浮肿生疮：曲池、合谷、行间、内庭。

小便不通：阴陵、气海、三阴交、阴谷、大陵。

小便消数：中极、肾俞、阴陵、三阴交、气海。

大便秘结：章门、太白、照海。

大便泄泻：中脘、天枢，中极灸。

痢疾如赤：内庭、天枢、隐白、气海、照海、内关。如白，里急后重，大痛：外关、中脘、天枢。

脏毒下血：承山、脾俞、精宫、长强。

脱肛久痔：二白、百会、精宫、长强。

翻胃吐食：中脘、脾俞、中魁、三里。

肺痈咳嗽：肺俞、膻中、支沟、大陵、风门、三里。

久咳不愈：肺俞、三里、膻中、乳根、风门、缺盆。

消渴：金津、玉液、承浆、海泉、人中、廉泉、气海、肾俞。

遗精白浊：心俞、肾俞、关元、阴交、命门、白环。

阴汗偏坠：兰门、阴交、归来、大敦。

阴门忽肿红痛：会阴、中极、三阴交、百会。

发背痈疽：肩井、委中、天应，骑竹马取之。

浑身发红丹：百会、曲池、三里、委中。

肚中气块、痞块、积块：三里、块中、块尾。

口臭难近：承浆、龈交、金津、玉液。

小儿脱肛：百会、长强、大肠俞。

咳逆发噫：腹中、中脘、大陵、三里、肺俞、行间。

重舌腰疼：合谷、承浆、金津、玉液、海泉、人中。

健忘失记：列缺、心俞、神门、少海、中脘、三里。

小便淋沥：阴谷、关元、气海、三阴交。

牙关脱臼：颊车、百会、承浆、合谷。

舌强难言：金津、玉液、廉泉、风府。

口吐清涎：大陵、膻中、中脘、劳宫。

瘰疬结核：肩井、曲池、天井、三阳络、阴陵泉。

发痧等症：水分、百劳、大陵、委中。

胁肋疼痛：支沟、章门、外关。如怒气，刺行间。

腰脚疼痛：委中、人中。

腰脊强痛：委中出血。

肾虚腰疼：肾俞、委中、太溪、白环俞。

四肢浮肿：中都、合谷、曲池、液门、行间、内庭。

单蛊胀：气海、行间。

双蛊胀：支沟、合谷、曲池、水分、三里、阴交、行间、内庭。

失志痴呆：神门、鬼眼、百会、鸠尾，后龈交、承浆。

挫闪腰肋痛：先尺泽、委中、人中，后昆仑、束骨、支沟、阳陵泉。

小腹胀满：内庭、三里、三阴交，后照海、大敦，补泻气海。专治妇人血块疼痛，小便不利，诸般气疼。

水不能进为五噎：劳宫、中魁、中脘、三里、大陵、支沟、上脘；后脾俞、胃俞，补多泻少。膻中、太白、食关。

哮吼嗽喘：先俞府、天突、腹中、肺俞、三里、中脘，后膏肓、气海、关元、乳根。

咳嗽红痰：先百劳、肺俞、中脘、三里，后膏肓、肾俞、肺俞、乳根。

吐血等症：先膻中、中脘、气海、三里、乳根、支沟，后肺俞、肾俞、肝俞、心俞、膏肓俞、关元。

咽喉等症，肿痛：少商、天突、合谷。

双乳蛾症：少商、金津、玉液。

单乳蛾症：少商、合谷、海泉。

痫症：上星、鬼禄、鸠尾、涌泉、心俞、百会。

马痫：照海、鸠尾、心俞、百会。

风痫：神庭、素髎、涌泉。

食痫：鸠尾、中脘、少商。

猪痫：涌泉、心俞、三里、鸠尾、中脘、少商、巨阙。或刺、或灸、或出血，分而治之。

四肢麻木：肩髃、曲池、合谷、腕骨、风市、昆仑、行间、三里、绝骨、委中、通里、阳陵，补多泻少。如红肿反之。

九、妇人门

妇人难产：独阴，补合谷，泻三阴交。

血崩漏下：中极、子宫灸。

产后血块痛：气海、三阴交。

胎衣不下：中极、三阴交。

血崩不止：丹田、中极、肾俞、子宫，后百劳、风池、膏肓、曲池、绝骨、阴交。

无乳：少泽、合谷补，膻中左右迎之，妇人觉气行至乳头退针。

乳痈：膻中、大陵、委中、少泽、俞府。

月水断绝：中极、肾俞、合谷、三阴交。

妇女不生长子女者：针合谷，行六六三十六数；针三阴交，行九九八十一数。此泻气补血法也。灸中极一穴，多灸百病俱除。又至经至之日，再灸子宫二穴，其穴在中极两旁，各开三寸，重灸即有孕矣。世上断无不生长之人，先遵此获效多人。

十、小儿门

惊痫：顶上旋毛中灸三壮，耳后青络灸三壮，炷如小麦。

肾胀偏坠：关元灸三壮，大敦七壮。

惊风：腕骨。

牙疳蚀烂：承浆，针灸皆可。

摇头张口反折：金门。

卒痫及猪痫：巨阙，灸三壮。

赤游风：百会、委中。

猪痫如尸厥吐沫：巨阙，三壮。

风痫目戴上：百会、昆仑、丝竹空。

羊痫：九椎下节间，灸三壮。又法：鸠尾、大椎各三壮。

医珍集

吴曙粤 45 年中医临床学习及运用经验汇编

角弓反折：百会。

牛痫：鸠尾、大椎各三壮。

脱肛：百会、长强。

马痫：仆参二穴各三壮。又法：风府、脐下各三壮。

泻痫：神阙。

犬痫：两手心、足太阴、肋户，各一壮。

吐乳：灸中庭，在膻中下一寸六分。

鸡痫：足诸阳，各三壮。

夜啼：灸百会三壮。

食痫：鸠尾上，五分三壮。

十一、眼目门

子和曰：目之五轮，乃五脏六腑之精华，宗脉之所聚也。白属肺金，赤属心火，黑属神光、属肾水，兼属肝木。目不因火则不病，白轮变赤，火乘肺也。肉轮赤肿，火乘脾也。黑水神光被翳，火乘肝与肾也。赤脉贯目，肝火甚也。凡暴赤肿羞明，隐涩泪出不止，针神庭、上星、囟会、前顶、百会。翳者可使立退，肿者可使立消。

眼红涩烂：睛明、四白、合谷、临泣，后三里、光明。

血不养目：肝俞补，三里泻。

目烂流泪：大小骨空灸。

眉间疼眼昏：攒竹沿皮刺，头维。

目生翳膜：先睛明、合谷、四白，后太阳、光明、大骨空、小骨空。

迎风冷泪：先攒竹、大小两骨空，后小骨空、三阴交、泪孔上，此穴米大艾灸七壮，中指半指尖一穴米大艾灸三壮。

目生内障：瞳子髎、合谷、临泣、睛明，后光明、天府、风池。

目患外障：小骨空、太阳、睛明、合谷，后临泣、攒竹、三里，内眦尖灸五壮，即眼头尖上。

眼赤暴痛：合谷、太阳、三里、睛明，后太阳、攒竹、丝竹空。

胬肉侵睛：风池、睛明、合谷、太阳，后风池、期门、行间、太阳。

怕日羞明，目眦赤烂：三棱针刺，目眦外出血。

偷针，视背上有红点，刺破出血皆治：小骨空、合谷、攒竹、二间，后睛明、行间、光明、太阳。

目内红肿：丝竹、攒竹。

眉间骨疼：二间、攒竹。

十二、疟疾门

黄帝问曰：刺疟奈何？岐伯对曰：疟疾《素问》分各经。危氏刺指，即十宣穴也。舌红紫，出舌下紫血筋也。

足太阳，先寒后热，腰疼头重，汗出不已：刺委中，三分五壮。

足少阳，寒热不甚，见人心惕，汗多：刺侠溪，二分三壮。

足阳明，寒久乃热生，汗出，事见日光火光：刺冲阳，三分三壮。

足太阴，寒热善呕，呕已乃衰：刺公孙，四分三壮。

足少阴，热多寒少，呕吐，甚欲闭户：刺大钟二分，太溪三分各灸。

足厥阴，小腹满，小便不利：刺太冲，二分三壮。

心疟神门，肝疟中封，脾疟商丘，肺疟列缺，肾疟太溪，胃疟厉兑。

疟疾将针刺曲池、经渠、合谷共相宜。五分针刺于二穴，疟疾缠身便得离。未愈更加三间刺，五分深刺莫忧疑。又兼气痛憎寒热，间使行针莫用迟。

十三、伤寒门

伤寒一日刺风府，阴阳分经次第取。

一日太阳风府：督脉。

二日阳明之荥：大肠二间，胃内庭。

三日少阳之俞：胆临泣，三焦中渚。

四日太阴之井：脾隐白，肺少商。

五日少阴之俞：肾太溪，心神门。

六日厥阴之经：肝中封，包络间使。

在表刺三阳经穴，在里刺三阴经穴，六日过经未汗，刺期门、三里，古法也。惟阴症灸关元穴为妙。

汗、吐、下法非有他，合谷、内关、阴交杵。

汗法：针合谷，入二分。行九九数，搓数十次，男左搓，女右搓，得汗，行泻法。汗止，身温出针。如汗不止，针阴市，补合谷。

吐法：针内关，入三分。先补六次，泻三次，行子午捣臼法三次，提气上行，又推战一次，患者多呼几次即吐。如吐不止，补九阳数，调匀呼吸三十六度。吐止，徐出针，急扪穴。吐不止，补足三里。

下法：针三阴交，入三分。男左女右，以针盘旋右转，六阴数毕，用口鼻闭气，吞鼓腹中。将泻，插一下其人即泄。鼻吸手泻三十六遍，方开口鼻之气，插针即泄。如泄不止，针合谷，升九阳数。凡汗吐下，仍分阴阳补泻。

寒头痛：合谷、攒竹、太阳。

无汗：内庭、合谷、复溜、百劳。

胸胁痛：大陵、期门、膻中、劳宫。

狂不识尊卑：曲池、绝骨、百劳、涌泉。

大热不退：曲池、绝骨、三里、大椎、涌泉、合谷俱泻。

退后余热：风门、合谷、行间、绝骨。

汗多：内庭、合谷、复溜、百劳。

大便不通：章门、照海、支沟、太白。

小便不通：阴谷、阴陵泉。

六脉俱无：合谷、复溜、中极。

发痉不省人事：曲池、合谷、人中、复溜。

发黄：腕骨、申脉、外关、涌泉。

胁痛：支沟、章门、阳陵泉、委中。

过经不汗：期门。如四肢厥逆冷：复溜顺骨刺之。如脉浮：寒补绝骨，热泻绝骨。如浮洪：泻之。如沉细：补之。

口噤目闭药不下：合谷。

狐惑口生疮：黄连犀角汤。

按：可用回春方（黄连、水牛角、乌梅、木香、桃仁）代替上方。

虫在内食：地仓。

伤寒吐蛔：乌梅汤、灸中脘。

痞结胁积疼：期门。

当汗不汗：合谷。

自汗：复溜。

牙关紧急，项强反张，目直视：列缺。

如痞气结胸，两目昏黄，汗不通：涌泉三分出汗。

十四、四总穴名

肚腹三里留，腰背委中求。头项寻列缺，面口合谷收。

十五、千金穴歌

三里内庭穴，肚腹中妙诀。曲池与合谷，头面病可彻。
腰背痛相连，委中昆仑穴。头项如有痛，后溪并列缺。

环跳与阳陵，膝前兼腋胁。可补即久留，当泻即疏泄。

三百六十名，不外千金穴。

十六、马丹阳天星十二穴治杂病歌

其一，三里膝眼下，三寸两筋间。善通心腹胀，又治胃中寒，肠鸣并泄泻，腿肿膝胻酸，伤寒羸瘦损，气蛊及诸般。年过三旬后，针灸眼重观。取穴当审的，八分三壮安。

其二，内庭次指外，本属足阳明。能治四肢厥，喜静恶闻声，瘾疹咽喉痛，数欠及牙疼，虚疾不能食，针着便惺惺。针三分，灸三壮。

其三，曲池拱手取，屈骨陷中求。善治肘中痛，偏风半不收，挽弓开不得，筋缓怕梳头，喉闭促欲死，发热更无休，遍身风癣癞，针着实时瘳。针五分，灸三壮。

其四，合谷在虎口，两指歧骨间。头痛并面肿，疟病热还寒，齿龋鼻衄血，口噤不开言。针入五分深，令人即便安。灸三壮。

其五，委中脉曲里，横纹脉中央。腰疼不能举，沉沉引脊梁，痠痛筋莫展，风痹复无常，膝头难伸屈，针入即安康。针五分，禁灸。

其六，承山名鱼腹，腨肠分肉间。善治腰疼痛，痔疾大便难，脚气并膝肿，辗转战疼痠，霍乱及转筋，穴中刺便安。针七分，灸三壮。

其七，太冲足大趾，节后二寸中。动脉知生死，能医惊痫风。咽喉并心胀，两足不能行。七疝偏坠肿，眼目似云朦，亦能疗腰痛，针下有神功。针三分，灸三壮。

其八，昆仑足外踝，跟骨上边寻。转筋腰尻痛，暴喘满中心。举步行不得，一动即呻吟。若欲求安乐，须于此穴针。针五分，灸三壮。

其九，环跳在髀枢，侧卧屈足取。折腰莫能顾，冷风并湿痹。腿胯连腨痛，转侧重欷歔。若人针灸后，顷刻病消除。针二寸，灸五壮。

其十，阳陵足膝下，外廉一寸中。膝肿并麻木，冷痹及偏风。举足不能起，坐卧似衰翁。针入六分止，神功妙不同。灸三壮。

其十一，通里腕侧后，去腕一寸中。欲言声不出，懊恼及怔忡。实则四肢重，头腮面颊红。虚则不能食，暴瘖面无容。毫针微微刺，方信有神功。针三分，灸三壮。

其十二，列缺腕侧上，次指手交叉。善疗偏头患，遍身风痹麻。痰涎频壅上，口噤不开牙。若能明补泻，应手即如拏。针三分，灸五壮。

十七、五脏募穴

中府：肺募。巨阙：心募。期门：肝募。章门：脾募。京门：肾募。

按《难经》云：阳病行阴，故令募在阴。腹曰阴，募皆在腹。

凡病由七情所伤，胃气不行，兼之劳逸饮食不节，以致元气不足也。当从胃合三里穴内，推而扬之，以伸元气，故曰从阴引阳。如不愈，治在腹上诸腑之募穴。此言七情以致元气不足者宜此。

十八、五脏俞穴

俞，犹委输之输，言经气由此而输于彼也。

肺俞：三椎下各开寸半。心俞：五椎下各开寸半。肝俞：九椎下各开寸半。脾俞：十一椎下各开寸半。肾俞：十四椎下各开寸半。

按《难经》云：阴病行阳，故令俞在阳。（背曰阳，俞皆在背。）

凡病始于外寒，终归外热，治在背之各脏俞穴，即暑、湿、燥、火，亦取背上各俞穴。治风在风府，中暑在小肠俞，中湿在胃俞，中燥在大肠俞，此皆六淫客邪有余之症，宜此。

十九、八会

脏会章门腑中脘，髓会绝骨阳陵泉，血会膈俞骨大杼，气会膻中脉太渊。

言周身之筋会阳陵泉，五脏之疾，皆取章门是也。绝骨，悬钟也。热病取此八会。

二十、论奇经八脉

《难经》云：脉有奇经八脉者，不拘与十二经，何谓也？答曰：脉有阳维、阴维、阳跷、阴跷、冲、任、督、带，凡此八脉，皆由经别出，另有处所，故曰：奇经八脉也。然经有十二，络有十五，凡二十七，气血相随上下，如瀹济漯，决汝汉，排淮泗之水，治十二经，即禹疏九河也。至于天雨过多，各河暴涨溢出，沟渠皆盈，此所谓病入奇经也。若以十二经调治，则不应矣。宜以奇经八脉主穴治之，即今疏通沟渠之谓也。

二十一、八脉交会八穴歌

公孙冲脉胃心胸，内关阴维下总同。
临泣胆经连带脉，阳维目锐外关逢。
后溪督脉内眦颈，申脉阳跷络亦通。
列缺任脉行肺系，阴跷照海膈喉咙。

二十二、八脉配合歌

公孙偏与内关合，列缺能消照海疴。

临泣外关分主客，后溪申脉正相和。

左针右病知高下，以意通经广按摩。

补泻迎随分顺逆，五门八法是真科。

按：八脉交会八穴加上时间即灵龟八法或飞腾八法。

二十三、奇经八脉

（一）冲脉

寻穴：公孙二穴，脾经。足大趾内侧，本节后一寸陷中，举足，两足掌相对取之。针一寸，主心腹五脏病，与内关主客相应。

治病：〔西江月〕九种心疼延闷，结胸翻胃难停，酒食积聚胃肠鸣，水食气疾膈病。脐痛腹疼胁胀，肠风疟疾心疼，胎衣不下血迷心，泄泻公孙立应。

（二）阴维脉

寻穴：内关二穴，心包经。去掌二寸两筋间，紧握拳取之。针一寸二分，主心胆脾胃之病，与公孙二穴，主客相应。

治病：〔西江月〕中满心胸痞胀，肠鸣泄泻脱肛，食难下膈酒来伤，积块坚横胁抢。妇女胁疼心痛，结胸里急难当，伤寒不解结胸堂，疟疾内关独当。

（三）督脉

寻穴：后溪二穴，小肠经。小指本节后外侧骨缝中，紧握拳尖上。针一寸，主头面项颈病，与申脉主客相应。

治病：〔西江月〕手足拘挛战掉，中风不语痫癫，头疼眼肿泪涟涟，腿膝背腰痛遍。项强伤寒不解，牙齿腮肿喉咽，手足麻木破伤牵，盗汗后溪先砭。

（四）阳跷脉

寻穴：申脉二穴，膀胱经。足外踝下陷中，赤白肉际，直立取之。针一寸，主四肢风邪及痈毒病，与后溪主客相应。

治病：〔西江月〕腰背屈强腿肿，恶风自汗头疼，雷头赤目痛眉棱，手足麻挛臂冷。吹乳耳聋鼻衄，痫癫肢节烦憎，遍身肿满汗头淋，申脉先针有应。

（五）带脉

寻穴：临泣二穴，胆经。足小趾次趾外侧，本节中筋骨缝内，去一寸是。针五分，放水随皮过一寸，主四肢病，与外关主客相应。

治病：〔西江月〕手足中风不举，痛麻发热拘挛，头风痛肿项腮连，眼肿赤疼头旋。齿痛耳聋咽肿，浮风搔痒筋牵，腿疼胁胀肋肢遍，临泣针时有验。

（六）阳维脉

寻穴：外关二穴，三焦经。掌背去腕二寸，骨缝两筋陷中，伏手取之。针一寸二分，主风寒经络皮肤病，与临泣主客相应。

治病：〔西江月〕肢节肿疼膝冷，四肢不遂头风，背胯内外骨筋攻，头项眉棱皆痛。手足热麻盗汗，破伤眼肿睛红，伤寒自汗表烘烘，独会外关为重。

（七）任脉

寻穴：列缺二穴，肺经。手腕内侧一寸五分，手交叉沿指尽处骨间是。针八分，主心腹胁肋五脏病，与照海主客相应。

治病：〔西江月〕痔疟便肿泄痢，唾红溺血咳痰，牙疼喉肿小便难，心胸腹疼噎嗝。产后发强不语，腰痛血疾脐寒，死胎不下膈中寒，列缺乳痛多散。

（八）阴跷脉

寻穴：照海二穴，肾经。足内踝下陷中，令人稳坐，两足底相合取之。针一寸二分，主脏腑病，与列缺主客相应。

治病：〔西江月〕喉塞小便淋沥，膀胱气痛肠鸣，食黄酒积腹脐并，呕泻胃翻便紧。难产昏迷积块，肠风下血常频，膈中快气气核侵，照海有功必定。

按：通过以上穴位可以调节奇经八脉。

二十四、十二经补泻歌

肺泻尺泽补太渊，大肠二间曲池前，
胃泻厉兑解溪补，脾在商丘大都边，
心先神门后少冲，小肠小海后溪连，
膀胱束骨补至阴，肾泻涌泉复溜焉，
包络大陵中冲补，三焦天井中渚痊，
胆泻阳辅补侠溪，肝泻行间补曲泉。
上穴俱泻针，下穴俱补针。

按：加上时间就是子午流注纳子法。

二十五、十二经分阴阳歌

太阳小肠足膀胱，阳明大肠足胃乡，
少阳三焦足胆配，太阴手肺足脾当，
少阴手心足为肾，厥阴包络足肝方。
上皆是手，下皆是足。

医珍集

吴曙粤 45 年中医临床学习及运用经验汇编

按：十二经的合穴可以验证经络的病变。

二十六、十五络脉

小肠支正穴，膀胱飞扬中，大肠偏历是，胃络在丰隆，
三焦在外关，胆经络光明，肺络列缺内，心络通里同，
脾络是公孙，肾络即大钟，包络寻内关，肝在蠡沟穷，
督脉在长强，任脉屏翳通，脾又有大络，大包乃厥终。
十五络穴，实则必现，虚则必下，求之不得，取之上下。

十五络脉者，十二经之别络，而相通焉者也。脾之大络，总统
阴阳，诸络灌溉于脏腑者也。任络屏翳，督络长强，诚得《十四经
发挥》之正理，加以脾之大络，曰大包，此合十五络也。

二十七、灸法

孟子曰：七年之病，求三年之艾。

丹溪曰：艾性至热，入火灸则上行，入药服则下行。

《千金方》云：宦游吴蜀，体上常带三两处灸疮，则瘴疠温疟毒
不能着人，故吴蜀多行灸法。

语云：若要安，三里常不干，有风者尤宜。

《本草》云：艾味苦气微温，阴中之阳，无毒，主灸百病。五月
五日，采曝干，陈久良，入臼捣细，去尘屑，再焙，大燥用之，如
润无功。田野生者可用，蕲艾更妙。

二十八、灸补泻法

气盛泻之，气虚补之。针之所不能为者，则以艾灸之。针虽捷
不如艾稳，艾虽稳不如针捷。如气血两虚，年高少小之人，并人腹

背咽喉胸上，针不如灸稳也。补勿吹其火，须待自灭。泻速吹其火，以开其穴孔。又，灸疮必发，去病如把抓。

用泥钱五个，俱内空三分，周流换之，上着艾如栋子大，灸疼急方去，肉有汗起泡为妙，或棋子中取眼亦可。

黄帝曰：灸不三分，是谓徒冤，言泥钱内周圆三分之大，以便达气。若小儿，七日以上，周年以还，炷如雀粪可也。

《小品》曰：腹背烂烧，四肢但去风邪，不宜大炷。

王节斋云：面上灸炷须小，手足上犹可粗。

按：除以上灸法外，还有罐灸，如陶瓷罐灸、竹罐灸、木罐灸等。

二十九、取火法

火珠映日，以艾承之，得火为上。次镔铁击阶石亦可，不如麻油点灯更佳。

三十、灸症

伤寒结胸：黄连七寸，为末。巴豆七个，不去油。共和一处，水调，纳于脐中，用艾灸腹中通快为度。

按：这是隔药灸的一种方法。

翻胃：上穴在乳下一寸，下穴在内踝下用三指，稍针向前排之是穴。

瘰疬：用独蒜片先灸，候发后灸母核，多灸自效。

灸痞块根：在十二椎下，旁开三寸半，灸之。

疝气、冷气、脐腹疼：灸大敦二穴。

男女遗精：十四椎下各开三寸，灸七壮效，名精宫穴。又方：以桐油，男抹阳物，女抹阴户，邪不复来，善治遗精。

医珍集

吴曙粤 45 年中医临床学习及运用经验汇编

三十一、以言治病法

　　天地之气，常则安，变则病，圣人如持至宝，庸人妄为而伤太和，诸病皆生于气，分而为九，如喜、怒、悲、恐、寒、热、惊、思、劳也。盖怒则气上，为呕血，为飧泄。喜则气缓，为笑不休。悲则气消，为酸鼻。恐则气下，为暴下清水。寒则气收，为冷。热则气泄，暴下为汗。惊则气乱，神无所归，为痴为痫。劳则气耗，男少精，女不月，喘息汗出。思则气结，心有所存，神有所归。悲可以治怒，治以怆恻苦楚之言感之。喜可以治悲，治以谑浪亵狎之言娱之。恐可以治喜，治以遽迫死亡之言怖之。怒可以治思，治以污辱欺罔之言触之。思可以治恐，治以思彼忘此之言夺之。五者必诡诈百出，无所不至，方可动人耳目，若无才之人，不能用此法也。热可以治寒，寒可以治热，逸可以治劳，劳可以治逸，习可以治惊。经曰：惊者卒然临之，使习见习闻，则不惊矣。

第四节　寻穴

一、寻穴歌

　　金针奥妙素称奇，按经详推夫何疑。
　　十二经中十五络，金水木火土不移。
　　奇经八脉阳阴跷，冲任督带阴阳维。
　　五募五俞并八会，经外奇穴悉载之。
　　九气所致宜早遏，六淫客邪莫迟时。

虚用补法指里转，实行泻法指外驰。

或补真阳元气复，或泻余邪病即离。

诚能晓得个中妙，天下归仁称上医。

按：针灸穴位可按照针灸图谱或针灸铜人模型找穴位，同时对照针灸书上的穴位描述仔细推详，再用手仔细寻穴、按压，有酸麻胀感或明显凹陷处即是穴位。

二、井荥俞原经合横图（聚英）（图略）

五脏、包络无原穴，六腑有原穴。五脏、包络木、火、土、金、水，六腑金、水、木、火、土。生我者母也，我生者子也。本经如虚宜补其母，本经如实宜泻其子，十二经皆然。

滑氏曰：诸井肌肉浅薄，泻井当泻荥，补井当补合。

按：子母补泻始载于《难经·六十九难》："虚则补其母，实则泻其子。"此法是应用五输穴，根据其脏腑经络之间的五行生克关系，配用母穴或子穴，使其补泻的作用。即所谓虚则补其母，实则泻其子。要运用这种取穴原则，首先必须将五脏的相生关系搞清楚。每一脏器都有一个代表该脏器功能的五行属性，木生火，火生土，土生金，金生水，水生木，由此可知道五脏的相生关系。因其顺序相生，所以木的母是水，木的子是火；火的母是木，火的子是土；土的母是火，土的子是金；金的母是土，金的子是水；水的母是金，水的子是木。这种本经母子穴补泻法可见于时下一般针灸教科书，是最常见之母子补泻法，例如肾脏亏虚，肾脏属水，则可取本经之母穴复溜补之，肾实则可在本经之子木穴涌泉泻之，其余的类推。另外一种方法是脏腑经络之间五行补泻，例如肾脏亏虚，肾脏属水，可以补肺经的金穴经渠穴。

三、十二经穴

（一）手阴肺经穴

中府：云门下一寸六分，乳上三肋间，动脉应手陷中，去胸中行各六寸。肺之募，募犹结募也，言经气聚此。手足太阴二经之会。针三分，灸五壮。

云门：巨骨下，侠气户旁二寸陷中，动脉应手，举臂取之，去胸中行各六寸。针七分、三分，灸五壮。

天府：腋下三寸，肘腕上五寸，动脉中，用鼻尖点墨，到处是穴。针四分。

侠白：天府下去肘五寸，动脉中。针三分，灸五壮。

尺泽：肘中约纹上，动脉中，屈肘横纹，筋骨罅陷中。肺水穴也，肺实泻之。针三分，灸五壮。

孔最：去腕上七寸，侧取之。针二分，灸五壮。

列缺：肺络别走阳明。去腕侧上一寸五分，以两手交叉，食指尽处，两筋骨罅中。针二分，灸七壮。

经渠：寸口动脉陷中，肺金穴也。针二分。

太渊：掌后内侧横纹头，动脉中，肺土穴也，肺虚补之。《难经》曰：脉会太渊。《疏》曰：脉病治此。灸三壮，针二分。

鱼际：大指本节后，内侧白肉际陷中。又云：散脉中。肺火穴也。针二分。

少商：大指内侧，去爪甲角如韭叶，肺木穴也。宜以三棱针刺之，微出血，泄五脏热。唐刺史成君绰忽颔中肿大如升，喉中闭塞，水粒不下三日，甄权以三针刺之，微出血，立愈，泻脏热也。

樊家文老师示：少商穴象形天性为驱邪扶正、留鬼路。主治：①鼻衄、高热、昏迷、癫狂；②咽喉肿痛、妇科炎症、红肿、流黄水等全身炎症；③肺癌、肝癌、肠癌等各种癌症。操作：针刺、刮痧、艾灸、按摩等。

吴曙粤点评： 少商穴为肺经的井穴，针刺可祛肺经的热，对于咽喉肿痛、扁桃体炎配合商阳、耳尖、大椎穴有较好的疗效。"留鬼路"的提出，填补了从古至今治疗各种癌症（如肺癌、肝癌、肠癌等）导邪外出（留鬼路）治疗上的空白，这与鬼门十三针治疗精神性疾病有异曲同工的作用。

（二）手阳明大肠经穴

商阳：手大指、次指内侧，去爪甲角如韭叶，大肠金穴也。灸三壮，针一分。

二间：食指本节前内侧陷中，大肠水穴也，大肠实泻之。三分，三壮。

三间：食指本节后内侧陷中，大肠木穴也。三分，三壮。东垣曰：气在于臂取之。先去血脉，后深取手阳明之荥、俞，二间，三间。

合谷：手大指、次指歧骨间陷中，大肠原穴也。虚实皆拔之。三分，三壮。妇人妊娠，可泻不可补，补即堕胎。详见足太阴脾，三阴交下。

阳溪：腕中上侧两筋间陷中，大肠火穴也。三分，三壮。

迎香：禾髎上一寸，鼻下孔旁五分。手、足阳明之会。针三分，禁灸。

（三）足太阴脾经穴

隐白：足大趾端内侧，去爪甲角如韭叶，脾木穴也。三壮，三分。

大都：足大趾本节后，内侧陷中，骨缝赤白肉际，脾火穴也，脾虚补之。三壮，三分。

太白：足大趾内侧，内踝前核骨下陷中，脾土穴也。三壮，三分。

公孙：足大趾本节后一寸，内踝前。足太阴络脉，别走阳明胃经。三壮，三分。

樊家文老师示： 公孙穴天性有强肾生精，理气，活血通络的作

〔医珍集〕 吴曙粤45年中医临床学习及运用经验汇编

用。主治：①不孕不育、死精、少精、精子不活跃等生殖系统疾病；②逆气里急、气上冲心、呕吐；③胃痛、腹痛、腹泻、痢疾等气血逆行造成的疾病；④治疗呕吐、饮食不化、心烦意乱、失眠、发狂乱言的作用。操作：针灸、刮痧、艾灸、按摩等。

吴曙粤点评： 公孙穴为八脉交会穴之一，是足太阴脾经的络脉，主心腹五脏病，与内关穴主客相应，治疗心胸腹疾病。发现和填补了该穴位可治疗男性不育症的空白。可强肾生精，理气活血通络，治疗死精、少精及男性生殖系统疾病。也是公孙穴名称来由的解释之一。

商丘： 足内踝骨下微前陷中，前有中封，后有照海，其穴居中。脾金穴也，脾实泻之。三壮，三分。

三阴交： 内踝上三寸，骨下陷中。足太阴、少阴、厥阴之会。三壮，三分。

樊家文老师示： 三阴交穴象形天性有补脾胃、强气血、驱邪。主治：①脘腹胀满、大便溏薄、肠鸣腹胀、腹泻等脾胃虚弱造成的疾病；②月经不调、痛经、带下、阴挺、不孕、滞产；③心悸、失眠、高血压等邪气造成的疾病；④减肥；⑤月后寒。操作：针刺、刮痧、艾灸、按摩等，孕妇禁针。

吴曙粤点评： 三阴交穴为足太阴、少阴、厥阴之会，可治疗头部至腹部的疾病。发现了该穴位对于在腹部三条阴经交会处的病有导邪和驱邪的作用，完善了该穴位的临床治疗作用。

阴陵泉： 膝下内侧辅骨下陷中，伸足取之，在膝横纹头下，脾水穴也。五分。

血海： 膝膑上，内廉白肉际，二寸半。五分，三壮。

樊家文老师示： 血海穴象形天性是增强血气，治风灭风。主治：①中风、风湿性关节炎、风疹、湿疹、血崩等由于风邪引起的病症；②月经不调、痛经、经闭、低血压、贫血、老年斑等由于血虚引起的病症。操作：针灸、刮痧、艾灸、按摩等。

吴曙粤点评： 发现了该穴位可增强血气，治风灭风。填补了该穴位治疗血虚疾病方面的空白，也解释了血海穴名称的来由。

（四）足阳明胃经穴

头维：额角入发际，本神旁一寸五分，神庭旁四寸五分。足阳明、少阳之会。三分。

下关：客主人下，耳前动脉下廉，合口有空，开口则闭，侧卧闭口取之，足阳明、少阳之会。三分，三壮。

颊车：耳下八分，曲颊端，近前陷中，侧卧开口有空取之。四分，得气即泻。七壮，炷如小麦大。

樊家文老师示： 颊车穴象形天性是疏通心脑血管。主治：①冠心病、心肌梗死、高血压、高血脂等心血管疾病；②三叉神经痛、脸颊浮肿和肥胖、齿痛、口眼歪斜等；③提升脸部肌肉；④治疗鼻炎。操作：针灸、刮痧、艾灸、按摩等。

吴曙粤点评： 发现和填补了该穴位在心脑血管疾病主治上的空白，也解释了颊车穴名称的来由。

承泣：目下七分，直瞳子陷中，足阳明、阳跷脉、任脉之会。灸三壮。

巨髎：侠鼻孔旁八分，直瞳子下，平水沟，手、足阳明、阳跷脉之会。三分，得气即泻。七壮。

地仓：侠口吻旁四分，外延，下有动脉。手、足阳明、阳跷脉之会。三分，得气即泻，二七壮。

梁丘：膝上二寸，两筋间。三壮，三分。

犊鼻：膝膑下，胻骨上，侠解大筋陷中。三壮，三分。

三里：膝下三寸，胻骨外廉，大筋宛宛中，两筋分肉间，举足取之，极重按之，则跗上动脉止矣，胃土穴也。三壮，一寸。

丰隆：外踝上八寸，下胻外廉陷中，足阳明络别走太阴。三壮，三分。

解溪：冲阳后一寸五分，腕上陷中，足大趾、次趾直上，跗上陷者宛宛中，胃火穴也。三壮，五分，补之。

樊家文老师示：解溪穴天性是打开后脑勺与颈椎部位的通道，保证大脑的水分供给不受外邪阻碍。主治：①四肢痿痹、足下垂等下肢疾病；②高血压；③腹胀；④癫狂；⑤头晕、眩晕、脑肿瘤、脑萎缩等脑部疾病。操作：针灸、刮痧、艾灸、按摩等。

吴曙粤点评：发现了该穴位有打通颈椎与头部关卡的作用，具有化邪、治疗高血压和脑部肿瘤的功能，也解释了解溪穴名称的来由。

冲阳：足跗上五寸，去陷谷二寸，骨间动脉，胃原穴也。胃虚、实皆拔之，三壮，五分。

陷谷：足大趾、次趾外间，本节后陷中，去内庭二寸，木穴也。三壮，三分。

内庭：足大趾、次趾外间陷中，胃水穴也。三壮，三分。

厉兑：足大趾、次趾之端，去爪甲角如韭叶，胃金穴也。胃实泻之，一壮，一分。

（五）手少阴心经穴

少海：肘内廉节后，大骨外，去肘端五分，屈肘向头得之，心水穴也。三壮，三分。

灵道：掌后一寸五分，心金穴也。三壮，三分。

通里：掌后一寸陷中，手少阴心脉之络。三壮，三分。

神门：掌后锐骨端陷中，心土穴也。泻之，七壮，三分。

樊家文老师示：神门穴象形天性是打通咽喉要道关口，打通头部与胸腹的气机通道。主治：①心痛、心烦、惊悸、健忘、失眠、痴呆、癫狂等心与神志病证；②高血压；③胸胁痛、掌中热、便秘、食欲不振；④心悸、心绞痛、无脉症、神经衰弱。操作：针灸、刮痧、艾灸、按摩等。

吴曙粤点评： 发现了该穴位有打通咽喉要道，连接头部与胸腹气机，通三焦主治上的作用，也解释了神门穴名称的来由。

少府：手小指本节后，骨缝陷中，心火穴也。七壮，二分。

少冲：手小指内侧，去爪甲角如韭叶，心木穴也。三壮，一分，补之。

（六）手太阳小肠经穴

少泽： 手小指端外侧，去爪甲角下一分陷中，小肠金穴也。三壮，一分。

樊家文老师示： 少泽穴象形天性是补水降火，驱邪。主治：①头痛、咽炎、目翳、扁桃体炎、咳嗽（肺热型）、发烧、牙肿、皮肤干燥证、乳痈、精神分裂等热性疾病；②胸顺气、心脏病；③缺乳。操作：针灸、刮痧、艾灸、按摩等，孕妇慎用。

吴曙粤点评： 发现和填补了该穴位从古至今除了治疗咳嗽（肺热、气虚型）之外的空白，也解释了少泽穴名称的来由。

前谷：手小指外侧，本节前陷中，小肠水穴也。一壮，一分。

后溪：手小指外侧，本节后陷中，握拳取之，小肠木穴也。一壮，一分，补之。

腕骨：手外侧，腕前，起骨下陷中，小肠原穴也。三壮，二分。

阳谷：手外侧腕中，锐骨下陷中，小肠火穴也。三壮，二分。

养老：踝骨前上，后一寸陷中，手太阳郄。二壮，三分。

支正： 腕后五寸，手太阳络。三壮，三分。

樊家文老师示： 支正穴象形天性是强壮体魄。主治：①头痛、目眩、项强、脊柱侧弯、强直性脊柱炎、驼背；②癫狂、疣症；③肘挛、消渴。操作：针灸、刮痧、艾灸、按摩等。

吴曙粤点评： 填补了该穴位从古至今在脊椎病症主治上的空白，也解释了支正穴名称的来由。

小海：肘外大骨外，去肘端五分陷中，屈手向头取之，小肠土穴也。三壮，三分，泻之。

天宗：秉风后，大骨下陷中。三壮，五分。

樊家文老师示：天宗穴象形天性是除湿提阳、主治寒病。主治：①风湿关节炎、五十肩、乳腺增生等湿气造成的疾病；②肝、肾、子宫囊肿、气喘等痰湿造成的疾病。操作：刮痧、艾灸、按摩等。

吴曙粤点评：发现和填补该穴位主治寒病、除湿、提阳升阳上的空白，也解释了天宗穴名称的来由。

听宫：耳中珠子，大如赤小豆，手、足少阳，手太阳三脉之会。三壮，三分。

（七）足少阴肾经穴

涌泉：足心陷中，屈足捲趾宛宛中，白肉际，跪取。肾木穴也。三壮，五分，泻之。

樊家文老师示：涌泉穴象形天性是降心火、补骨髓、补肾、通督脉。主治：①昏厥、中暑；②小儿惊风、癫狂痫；③头痛、头晕、目眩、失眠；④咯血、咽喉肿痛、喉痹；⑤大便难、奔豚气、足心热、小便赤黄等热症造成的疾病。操作：针灸、刮痧、艾灸、按摩等，降邪宜用灸法或药物贴敷。

然谷：足内踝前起大骨下陷中，肾火穴也。三壮，三分。

太溪：足内踝后五分，跟骨上动脉陷中，肾土穴也。三壮，三分。

樊家文老师示：太溪穴象形天性是水漫全身。主治：①头痛、目眩、失眠、健忘、遗精、阳痿等肾虚证；②咽喉肿痛、齿痛、耳鸣、耳聋等阴虚性五官病证；③咳嗽、气喘、咯血、胸痛等肺部疾患；④消渴，小便频数，便秘；⑤月经不调；⑥腰脊痛；⑦小便频数，腰脊痛；⑧高血压。操作：针灸、刮痧、艾灸、按摩等。

吴曙粤点评：发现和填补了该穴在水漫全身、清热降火主治上的空白，也解释了太溪穴名称的来由。

大钟：足跟后踵中，大骨上，两筋间，足少阴络。三壮，二分。

水泉：太溪下一寸，内踝下，少阴郄。五壮，四分。

照海：足内踝下四分，前后有筋，阴跷脉生。三壮，四分。

樊家文老师示：照海穴象形天性是阴阳温补。主治：①阴阳两虚、失眠、癫痫；②咽喉干痛、目赤肿痛；③月经不调、带下、阴挺；④小便频数、癃闭；⑤暖肝补虚、耳鸣耳聋、神疲乏力。操作：针灸、刮痧、艾灸、按摩等。

吴曙粤点评：发现了该穴位在阴阳双补、阴阳温补方面的作用，是阴阳两虚重病患者主治上的重要穴位。

复溜：足内踝上二寸，筋骨陷中，肾金穴也。五壮，三分，补之。

交信：足内踝骨上二寸。三壮，四分。

阴谷：膝内辅骨后，大筋下，小筋上，屈膝乃得，肾水穴也。三壮，四分。

（八）足太阳膀胱经穴

睛明：目内眦头外一分宛宛中，手、足太阳，足阳明，阴、阳跷，五脉之会。一分半。

攒竹：两眉头陷中。三壮，二分。

肺俞：三椎下两旁，相去脊各一寸五分，正坐取之。三壮，三分。

肾俞：十四椎下两旁，相去脊各一寸五分，前与脐平，正坐取之。三壮，三分。

承扶：尻臀下，阴股上纹中。三壮，七分。

委中：腘中央约纹动脉陷中，面伏地取之，膀胱土穴也。五分。

承山：锐腨肠下分肉间陷中。五壮，七分。

飞扬：外踝骨上七寸。三壮，三分。

樊家文老师示：飞扬穴象形天性是飞翔、提阳和升阳。主治：

①头痛，目眩、颈椎病；②肩周炎、肩胛疼痛、腰腿疼痛等全身经络不通造成的疾病；③静脉曲张、痔疮等筋结造成的疾病。操作：针灸、刮痧、艾灸、按摩等。

吴曙粤点评： 填补了该穴位在主治上的空白，对该穴位有了新的认识，其有飞翔、提阳和升阳，疏通脊椎，伸拉筋脉，治疗肩周炎及被动锻炼的作用，也解释了飞扬穴名称的来由。

昆仑： 足外踝后五分，跟骨上陷中，膀胱火穴也。三壮，三分。

京骨： 足外侧大骨下，赤白肉际陷中，按而得之，膀胱原穴也。七壮，三分。

樊家文老师示： 京骨穴象形天性是疏通头部气血。主治：①头痛、头晕、偏瘫、面瘫、脑肿瘤、癫痫等头部疾病；②胸闷、心痛、腹满、泄注、便血；③腰腿痛。操作：针灸、刮痧、艾灸、按摩等。

吴曙粤点评： 填补了该穴位在疏通头部气血上的空白，发现其临床上有治疗偏瘫、面瘫、脑肿瘤等疾病的作用，也解释了京骨穴名称的来由。

束骨： 足小趾外侧本节后，赤白肉际陷中，膀胱木穴也。三壮，三分，泻之。

樊家文老师示： 束骨穴象形天性是接骨、正骨。主治：①头痛、项强、目眩、癫狂等头部疾患；②腰腿痛、椎体滑脱、脊椎前后左右突出；③四肢骨折、胸骨折等全身骨折。操作：刮痧、艾灸、按摩等。

吴曙粤点评： 发现了该穴位在正骨、治疗全身骨折方面的作用，也解释了束骨穴名称的来由。

通谷： 足小趾外侧，本节前陷中，膀胱水穴也。三壮，二分。

至阴： 足小趾外侧，去爪甲角如韭叶，膀胱金穴也。三壮，二分，补之。

（九）手厥阴心包络经穴

曲泽：肘内廉陷中，大筋内侧横纹中动脉是也。包络水穴也。三壮，三分。

间使：掌后三寸两筋间陷中，包络金穴也。五壮，三分。

内关：掌后去腕二寸两筋间。三壮，五分。

大陵：掌后骨下两筋间陷中，包络土穴也。三壮，五分，泻之。

劳宫：掌中央动脉，屈中指无名指两间取，包络火穴也。三壮，三分。

樊家文老师示：劳宫穴象形天性是恢复全身劳损的器官。主治：①心痛、烦闷、癫狂痫；②风火牙痛、口疮、口臭；③各关节扭伤、损伤、各脏腑劳伤。操作：针灸、刮痧、艾灸、按摩等。

吴曙粤点评：发现了该穴位在恢复全身劳损器官方面的作用。

中冲：手中指端，去爪甲如韭叶陷中，包络木穴也。一壮，一分，补之。

（十）手少阳三焦经穴

关冲：手小指次指外侧，去爪甲角如韭叶，三焦金穴也。一壮，一分。

液门：小、次指歧骨间陷中，握拳取，三焦水穴也。三壮，二分。

中渚：手小指次指本节后陷中，液门下一寸，三焦木穴也。三壮，二分，补之。

阳池：手表腕上陷中，三焦脉过为原。三壮，二分。

樊家文老师示：阳池穴象形天性是温肾补肾，温通，逐步降火。主治：①目赤肿痛、喉痹、消渴、口干、耳聋等肾水不足造成的疾病；②腕痛，肩臂痛；③手脚冰凉等寒症。操作：针灸、刮痧、艾灸、按摩等。

吴曙粤点评：发现了阳池穴有温肾补肾，温通全身，逐步降火的作用，填补了该穴位在肾阴、阳两虚引起的痹症主治上的空白，也解释了阳池穴名称的来由。

　　外关：腕后二寸两骨间，与内关对，手少阳络。三壮，三分。

　　支沟：腕后臂外三寸，两骨间陷中，三焦火穴也。七壮，二分。

　　樊家文老师示：支沟穴象形天性是通过大便排出五脏六腑邪气。主治：①便秘，缠腰火丹，丹毒耳鸣、耳聋；②暴喑，瘰疬；③排除五脏六腑邪气，疏通脏腑；④全身各种肿瘤。操作：刮痧、艾灸、按摩等。

　　吴曙粤点评：发现了该穴位有通过大便排除五脏六腑邪气，治疗全身肿瘤等疾病的作用，也解释了支沟穴名称的来由。

　　天井：肘外大骨后，肘上一寸，辅骨上两筋叉骨罅中，屈肘拱胸取，三焦土穴也。三壮，二分，泻之。

（十一）足厥阴肝经穴

　　大敦：足大趾端，去爪甲如韭叶，及三毛中，肝木穴也。三壮，三分。

　　行间：足大趾缝间，动脉应手陷中，肝火穴也。三壮，三分，泻之。

　　太冲：足大趾本节后二寸，内间动脉应手陷中，肝土穴也。三壮，三分。

　　中封：足内踝骨前一寸，筋里宛宛中，仰足取陷中，伸足得之，肝金穴。三壮，四分。

　　曲泉：膝股上内侧，辅骨下，大筋上，小筋下，陷中，屈膝横纹头取，肝水穴也。三壮，六分，补之。

（十二）足少阳胆经穴

　　风池：耳后颞颥后，脑空下，发际陷中，按之引耳中。七壮，三分。

肩井：肩上陷中，缺盆上，大骨前一寸半，以三指按取，当中指下陷中。五壮，五分。

樊家文老师示：肩井穴象形天性是打通全身的通道。主治：①颈项强痛、头重脚轻、耳鸣、高血压、落枕；②肩背疼痛、肩周炎、半身不遂、瘫痪、四肢不通等；③难产、乳痈、乳汁不下、乳癖等妇产科及乳房疾患；④瘰疬；⑤肿瘤。操作：针灸、刮痧、艾灸、按摩等。注意：内有肺尖，慎不可深刺；孕妇禁针。

吴曙粤点评：发现了该穴位有打通全身穴位通道的治疗作用，可在治疗肿瘤等疾病时运用，也解释了肩井穴名称的来由。

带脉：季肋下一寸八分陷中，脐上二分，两旁各七寸半。五壮，六分。

环跳：髀枢中，侧卧，伸下足，屈上足，右手摸穴，左摇撼取。五十壮，一寸。

樊家文老师示：环跳穴象形天性是通经络，固骨髓。其通经络力度很强，其行气血的作用是跳跃样的行走，故骨伤、刀伤时要注意使用。主治：①腰胯疼痛、下肢痿痹、半身不遂；②小便不利、健脾益气；③固定骨气、强健腰膝、壮阳。操作：针灸、刮痧、艾灸、按摩等。

吴曙粤点评：发现了该穴位有通经络、固骨髓的作用，在防治骨结核、白血病、骨肿瘤上有较好的疗效，也解释了环跳穴名称的来由。

风市：膝上外廉两筋中，以手着腿，中指尽处是。五壮，五分。

樊家文老师示：风市穴象形天性是降肝利胆，稳固大脑，醒脑开窍。主治：①四肢痿痹、麻木及半身不遂等下肢疾患；②遍身瘙痒；③恢复脑细胞；④降肝火；⑤心悸。操作：针灸、刮痧、艾灸、按摩等。

吴曙粤点评：发现了该穴位具有降肝火、恢复脑细胞、醒脑开窍、增强胆气从而达到治疗心悸的功效，也解释了风市穴名称的来由。该穴位可用于治疗突发性耳聋。

阳陵泉：膝下一寸，胻外廉陷中，蹲坐取，胆土穴也。七壮，六分。

阳辅：足外踝上四寸，辅骨前，绝骨端上，去丘墟七寸，胆火穴也。三壮，五分，泻之。

悬钟：足外踝上三寸动脉中，摸尖骨是。五壮，六分。

丘墟：足外踝下从前陷中骨缝中，去临泣三寸，胆原穴也。三壮，五分。

樊家文老师示：丘墟穴的象形天性是清理从头部到足的体内垃圾。主治：①中耳炎、肿瘤、便秘、炎症、痛风等邪气堵塞所形成的垃圾；②目赤肿痛、目翳、乳腺增生等肝脏堵塞形成的垃圾；③颈项痛、腋下肿、胸胁痛、外踝肿痛等经络堵塞形成的垃圾；④足内翻、足下垂等由于脑部堵塞形成的垃圾。操作：针灸、刮痧、艾灸、按摩等。

吴曙粤点评：发现了该穴位有清理从头到足的体内垃圾作用，在治疗肿瘤或其他疾病上有类似清理垃圾的排毒作用，填补了该穴位主治上的空白，也解释了丘墟穴名称的来由。

临泣：足小趾、次趾本节后陷中，去侠溪一寸五分，胆木穴也。三壮，二分。

侠溪：足小趾、次趾歧骨间，本节前陷中，胆水穴也。三壮，三分，补之。

窍阴：足小趾、次趾外侧，去爪甲角如韭叶，胆金穴也。三壮，一分。

四、奇经各穴

（一）督脉经穴

长强：脊骶骨端，计三分，伏地取。五壮，二分。

命门：十四椎下伏取。三壮，五分。

身柱：三椎下仰取。七七壮，五分。

大椎： 一椎上陷者宛宛中。以年为壮，五分。

樊家文老师示： 大椎穴象形天性一是强壮整个脊椎骨，尤其在颈椎骨骼的作用；二是降火作用。主治：①疟疾、高热、咳嗽、气喘、骨蒸潮热、癫狂、小儿惊风、风疹、痤疮等热病；②项强、脊痛、鼻炎不通。操作：针灸、刮痧、艾灸、按摩等。

吴曙粤点评： 发现了该穴位有增大和强壮脊椎骨骼、全身降火的作用，在治疗脊椎疾病有很好的临床疗效，也解释了大椎穴名称的来由。

风府：项后入发际一寸，大筋内宛宛中，疾言其肉立起。禁灸，三分。

百会： 前顶后一寸五分，顶中央旋毛中，直两耳尖。七壮，二分。

樊家文老师示： 百会穴象形天性是该穴位可连接到五脏六腑，通过该穴位可以提升和唤醒脏腑的功能。主治：①胃下垂、肾下垂、乳房下垂、脱肛、疝气等脏腑下垂造成的疾病；②痴呆、中风、失语、失眠健忘、癫狂痫证、癔症、头风、头痛等脏腑功能失调引起的病症。操作：针灸、刮痧、艾灸、按摩等，升阳举陷可用灸法。

吴曙粤点评： 发现了该穴位有提升人体脏腑和唤醒其功能的治疗作用，可补养气血，治疗体虚、痴呆、脏腑和器官的下垂，如胃下垂、肾下垂、乳房下垂和脱肛及疝气等疾病，也解释了百会穴名称的来由。

（二）任脉经穴

会阴：两阴间，任、督、冲三脉所起。三壮。

曲骨： 横骨上，中极下一寸，毛际陷中。七壮至七七壮，二寸。

樊家文老师示：曲骨穴象形天性是使错位的骨头自动回位。主治：①强直性脊柱炎、脊椎侧弯、底椎突出、腰椎突出、胸椎突出、颈椎突出；②月经不调、小便不利；③心脏病等脊椎错位形成的内脏疾病。操作：直刺1~1.5寸，孕妇慎用。

吴曙粤点评：发现了该穴有可使错位的骨头自动回位的作用，填补了其在脊椎、关节错位主治上的空白，也解释了曲骨穴名称的来由。

子宫：中极两旁，各开三寸，经至灸起，连三日止，可以受胎，验过。

中极：关元下一寸，脐下四寸。百壮，八分。

关元：脐下三寸。七壮，一寸二分。

石门：脐下二寸。七壮，八分。

气海：脐下一寸半，宛宛中。七壮，八分。

神阙：当脐中，三壮。

下脘：建里下一寸，脐上二寸。二七壮，八分。

中脘：上脘下一寸，脐上四寸。二七壮，八分。

鸠尾：在两歧骨下一寸。三壮，六分。

膻中：玉堂下一寸六分，横量两乳间，陷中，仰而取。七壮至二七壮。

天突：在颈结喉下一寸，宛宛中。五壮，一分。

承浆：唇棱下陷中，开口取。三壮，二分。

樊家文老师示：承浆穴象形天性是可以滋补人体各个脏腑的功能。主治：①口歪、齿龈肿痛、流涎等口部病证；②暴喑、癫狂；③消渴嗜饮，小便不禁，体虚引起的停经等脏腑虚弱所引起的疾病。操作：针灸、刮痧、艾灸、按摩等。

吴曙粤点评：该穴为任脉的止点，可以滋补人体各个脏腑的功能，填补了其在关节损伤和脏腑劳伤治疗上的空白，也解释了承浆穴名称的来由。

五、经外奇穴

内迎香二穴：在鼻孔中，治目热暴痛。用芦管子搐出血，最效。

鼻准二穴：在鼻柱尖上，专治鼻上生酒醉风。宜用三棱针出血。

耳尖二穴：在耳尖上，捲耳取尖上是穴。治眼生翳膜，用小艾灶五壮。

聚泉一穴：在舌上，当舌中，吐出舌中直有缝，陷中是穴。哮喘咳嗽，及久嗽不愈。若灸则不过七壮。灸法用生姜切片如钱厚，搭于舌上穴中，然后灸之。如热嗽，用雄黄末少许，和于艾灶中灸之。如冷嗽，用款冬花为末，和于艾炷中灸之。灸毕以茶清连生姜细嚼咽下。又治舌苔，舌强亦可治，用小针出血。

左金津右玉液二穴：在舌下两旁，紫脉上是穴，捲舌取之。治重舌肿痛，喉闭。用白汤煮三棱针，出血。

海泉一穴：在舌下中央脉上是穴。治消渴，用三棱针出血。

鱼腰二穴：在眉中间是穴。治眼生垂簾翳膜。针入一分，沿皮向两旁是也。

太阳二穴：在眉后陷中，太阳紫脉上是穴，治眼红肿及头。用三棱针出血，其出血之法，用帛一条，紧缠其颈项，紫脉即见，刺出血立愈。又法，以手紧纽其领，令紫脉见，却于紫脉上刺出血，极效。

大骨空：在手大指中节上，屈指当骨尖陷中是穴。治目久痛及生翳膜目障。可灸七壮。

中魁二穴：在中指第二节骨尖，屈指得之。治五噎、反胃、吐食，可灸七壮。宜泻之。

八邪八穴：在手五指歧骨间，左右手各四穴。

大都二穴：在次指虎口赤白肉际，握拳取之。可灸七壮，针一分，可治头风牙疼。

上都二穴：在手食指、中指本节歧骨间，握拳取之。可治手臂红肿，针一分，灸五壮。

中都二穴：在手无名指本节歧骨，名液门。主治同上。

下都二穴：在手小指本节后歧骨间。主治亦同上。

八风八穴：在足趾歧骨间，两足共八穴，故名八风。治脚背红肿，针一分，灸五壮。

十宣十穴：在手指头上，去爪甲一分，每指各一穴，治乳蛾。以三棱针出血，或用丝线扎次节内侧，以艾灸五壮。

五虎四穴：在手食指及无名指第二节骨尖，握拳得之。治五指拘挛，灸五壮。

肘尖二穴：在手肘骨尖上，屈肘得之，治瘰疬，可灸七七壮。

肩柱骨二穴：在肩端起骨尖上。治瘰疬，灸七壮，治手不举。

二白：即郄门，在掌后横纹中直上四寸，一手二穴，一在筋内间使后一寸；一在筋外，二穴相并，治痔脱肛。

独阴二穴：在足第二趾下横纹中是穴。治小肠疝气，又下死胎，胞衣不下。灸五壮。又女人干哕、呕吐，红经不调。

内踝尖二穴：在足内踝骨尖。灸七壮，治下片牙痛，脚转筋。

外踝尖：治脚气寒，外廉转筋，以三棱针出血。

鬼眼四穴：在手大指去爪甲如韭叶。用线将两大指并缚，其间灸之，五痫正发时用。

中泉：在手背腕中阳溪、阳池之间陷中是穴。灸七壮，治心疼，腹中气痛不可忍。

小骨空：在手小指第二节尖上。灸七壮，治手节疼、目疼。

印堂：在两眉中陷处。针一分，灸五壮，治小儿风痫。

樊家文老师示：印堂的象形天性是启动治疗程序的第一针，就如同《西游记》里玉帝下的法旨，天命如山，退邪归正。主治：①癫狂、痴呆、失眠、健忘、睡卧不安；②头痛、眩晕、鼻衄、鼻渊、偏瘫、脑肿瘤；③腰痛、颈痛、四肢关节疼痛；④腹部疼痛、肺癌、肝癌、胃癌、肠癌、白血病等；⑤各种疑难杂症。操作：针灸、提捏局部皮肤、刮痧、艾灸、按摩等。

吴曙粤点评：发现了该穴位特殊的作用，临床上治疗各种疑难杂症（如癌症、白血病、高血压、硬皮病、狐惑病、噩梦、惊厥等）时可作为启动治疗程序的第一针，也解释了印堂穴名称的来由。

子宫二穴：在中极两旁，各开三寸。针二寸，灸二七壮，治妇人久无子嗣。

兰门二穴：在曲泉两旁，各开三寸脉中。治膀胱七疝、奔豚。

百虫窠，即血海：在膝内廉上三寸。灸二七壮治下部生疮。

附1. 芊心堂"绵阳针法"金针术

芊心堂"绵阳针法"是道家自古传承的金针术之一。特点是如柔软绵薄之力，似水一般借"道"的力量延续不断地温养维持人体的生理功能及固卫体表的阳气，使周身之气充盈。"绵阳针法"具有驱邪、镇静的作用，配合相应的金针针法，可以快速消除危害人体的病邪，治疗的作用反应快、疗效好。同时，金性不随天时四季冷热而变化，与人的体温适合，刺针时疼痛轻微，刺入体内不变质，不起副作用，没有滞涩难起出的困难，针孔不易发炎。

金针术也可以用现在的不锈钢针，直径0.13mm或0.16mm的细针，可以达到治疗效果，且几乎无痛。现介绍6套针法。

（1）解秽针：0.5mm直径的针，男女通用。见图3–1。

功效：治脚气。留针30分钟，每晚睡前针，第二天穿鞋子出门一般不会有脚气，连续针三至四天基本上脚气会消失。

取针顺序：由上向下取。

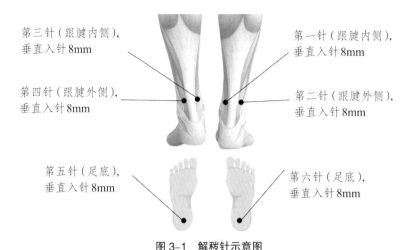

第三针（跟腱内侧），
垂直入针8mm

第一针（跟腱内侧），
垂直入针8mm

第四针（跟腱外侧），
垂直入针8mm

第二针（跟腱外侧），
垂直入针8mm

第五针（足底），
垂直入针8mm

第六针（足底），
垂直入针8mm

图 3-1　解秽针示意图

注：第一针和第二针的针尖相对，针三针和第四针的针尖相对。

（2）清媚针：0.5mm 直径的针，只用于女性。见图 3-2。

功效：治盆腔积液。针完后人为促成性高潮，辅助积液更好地排出。女性生育之后坐月子时针，一般月子完就差不多好了，没有生育的女性子宫口还没有开，一般作用不大，排不干净。

留针18分钟，取针顺序：二、三、四、一。

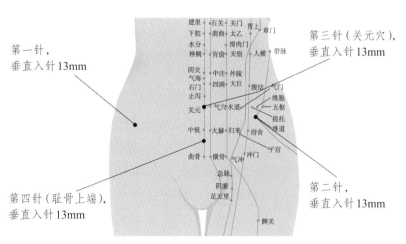

第一针，
垂直入针13mm

第三针（关元穴），
垂直入针13mm

第四针（耻骨上端），
垂直入针13mm

第二针，
垂直入针13mm

图 3-2　清媚针示意图

（3）天枢针：0.5mm 直径的针，只用于男性。见图3-3。

功效：治疗前列腺钙化。针完不要吃大补类食物，如骨头汤、钙片、碳酸饮料等。留针30分钟，每两天针一次，针到好为止。针完小便会有白沫，胃部会不舒服，生殖器像被打了一拳一样痛，都属于正常现象。

取针顺序：二、四、一、三。

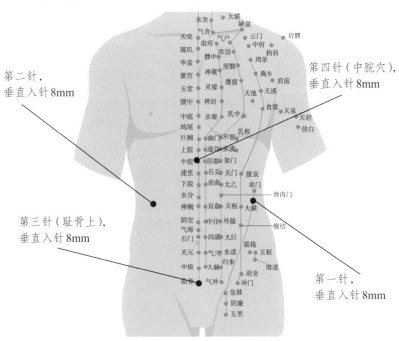

第二针，
垂直入针8mm

第四针（中脘穴），
垂直入针8mm

第三针（耻骨上），
垂直入针8mm

第一针，
垂直入针8mm

图3-3　天枢针示意图

（4）炼虚针：0.5mm 直径的针，只用于女性。见图3-4。

功效：治疗宫寒、经期不定、不孕、子宫肌瘤。针完贴暖宫贴在肚脐下边或小腹处，或用特制盐包敷。留针5~8分钟，两次施针间隔3天，一个月基本见效。针完后经血会加快，经期会提前或不定期出现一段时间。

取针顺序：三、四、六、五、一、二、九、十、七、八。

医珍集

吴曙粤45年中医临床学习及运用经验汇编

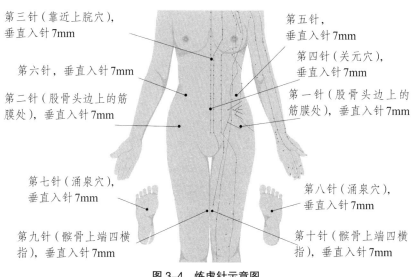

第三针（靠近上脘穴），
垂直入针7mm

第五针，
垂直入针7mm

第四针（关元穴），
垂直入针7mm

第六针，垂直入针7mm

第二针（股骨头边上的筋
膜处），垂直入针7mm

第一针（股骨头边上的
筋膜处），垂直入针7mm

第七针（涌泉穴），
垂直入针7mm

第八针（涌泉穴），
垂直入针7mm

第九针（髌骨上端四横
指），垂直入针7mm

第十针（髌骨上端四横
指），垂直入针7mm

图 3-4　炼虚针示意图

（5）通虚针：0.5mm 直径的针，男女通用。见图 3-5。

功效：排病气，把病气从涌泉排出。留针半小时。针完多运动。

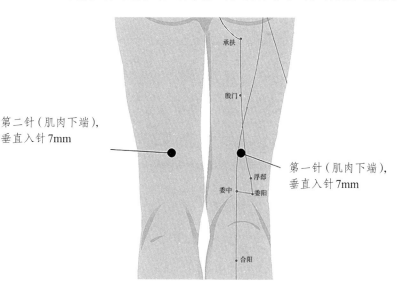

承扶

殷门

第二针（肌肉下端），
垂直入针7mm

浮郄

第一针（肌肉下端），
垂直入针7mm

委中　委阳

合阳

图 3-5　通虚针示意图

（6）天行针：0.5mm 直径的针，只用于女性。见图3-6。

功效：肾功能透支厉害的患者，针后肾水就不会消耗太严重，慢慢调理基本可以恢复正常。留针30分钟。可以每天针，属于保健针法，就像泡澡一样，可以把身体的酸臭味排掉，肾水也会恢复。针完多吃阳血比较旺的大补之物。

取针顺序：一、二。

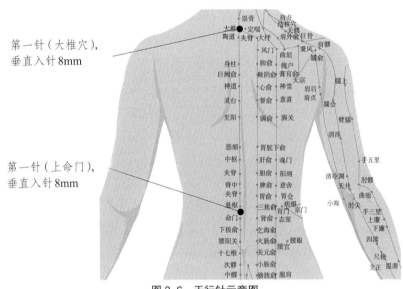

第一针（大椎穴），
垂直入针8mm

第一针（上命门），
垂直入针8mm

图3-6　天行针示意图

附2. 从回阳九针分析针刺穴位的"针阵"布局

回阳九针是明代高武借助古人排兵布阵之说而创立的经典针阵，体现了中医"整体观念"与"气机升降"的核心思想。其布局遵循经络辨证、五行生克及道家炼精化气的理论，形成前后（子午周天）与左右（卯酉周天）的气机循环，完成人体阳气的输布与周天运行。

子午周天穴位为哑门、劳宫、三阴交、涌泉、太溪、中脘、环跳，卯酉周天穴位为足三里和合谷。针刺时，顺序不可错乱，因为

医珍集

吴曙粤45年中医临床学习及运用经验汇编

其遵循气机运行的时空规律。

回阳九针的穴位选择基于各穴位经络归属、五行属性及功能特点：

哑门穴属督脉，通玉枕关，为阳气下行之门户，属"开阖"之要；劳宫穴属心包经，通夹脊关，属火，引心火下济肾水；三阴交属脾经，统调肝脾肾三经，激活下丹田气机，属"阴中之枢"。这三个穴位可以激活人体的三关。涌泉、太溪为肾经穴，涌泉为井木穴，启动肾气升发；太溪为原土穴，温煦元阳，属"水火既济"之基。中脘穴属胃募穴，胃土藏养肾火，属"后天养先天"之配，与肾经的土穴相呼应；环跳穴属胆经，为道家精气化元气之枢纽，促水火交媾；足三里属胃经合土穴，可升发胃气，输布阳气至四肢百骸；合谷穴属大肠经，主气机降敛，平衡升发之势。

回阳九针的针阵逻辑：开三关，然后从以肾经的井穴生发开始，到肾经的土穴，相通胃经的胃募穴，通过枢纽转换，促水火交媾，上输胃，下输肠，从而发挥回阳救逆的作用。

附3. 吴氏调神针法

吴氏调神针法由道教南宗龙门派谢希纯道长传承。谢希纯，道号崇根，龙门派第二十六代传人。他的内养功、道医针灸一直在浙江地区秘传。1970年左右，吴曙粤父亲吴益明（中医）机遇巧合得到谢希纯道长秘传，接受吴氏调神针法传承。1983年，吴曙粤大学毕业后正式接受吴氏调神针法传承。该针法对于失眠、抑郁等精神性疾病有较好的疗效。该针法共三套，分别为吴氏开阳十三穴（简称开阳针法，又称针阵）和吴氏调神十三穴（简称调神针法）及吴氏治邪十三穴（简称治邪针法）。2024年12月，吴氏调神针法被列为南宁市兴宁区第七批城区级非物质文化遗产代表性项目名录，吴曙粤被列为第五批城区级非物质文化遗产代表性传承人。

吴氏调神针法各套针法的针灸穴位如下：

（一）吴氏开阳十三穴

选穴：风池，大杼，身柱，肺俞，天宗，至阳，膈俞，腰阳关，十七椎，尺泽，委中，印堂，太阳。

注意点：选准穴位后，用左手拇指与食指捏起施针处皮肤，用右手持针刺入皮肤1至3寸，只提插，不捻转，即出针。然后用双手拇指与食指挤出少量血液，让穴位局部形成一个相对的非感染性炎症灶，以激活人体的免疫机制来治疗疾病。

（二）吴氏调神十三穴

选穴：人中，印堂，少商，通里，内关，神门，大棱，隐白，申脉，解溪，交信，夹车，承浆。

注意点：第一针是人中穴（水沟），有穿牛鼻子的作用，鬼门十三针称其为"鬼宫"。所有穴位都是进针后不捻针，留针30~60分钟。行针后可以同时用上"放松文式催眠法"，催眠后进行不良习惯的纠正或自残的语言治疗。治疗时通常先用开阳针法（不留针），再用调神针法。

（三）吴氏治邪十三穴

选穴：人中，印堂，颊车，承浆，大陵，劳宫，申脉，上星，风府，中冲，会阴，虎口（合谷），曲池。

注意点：本针法在治疗上与孙真人十三鬼针歌诀有异曲同工的作用，尤其是"一针人中鬼宫停，左边下针右出针"。使用本针法的医师要平时常练功和修"心"，多读经文。

【第四章】 儿科疾病的中医治疗经验

儿童还处于生长发育期，很多疾病的发生和治疗与成人有较大的区别。小儿脾胃娇嫩且服药困难，道家外治法对此就很有作为，减轻了用中医药对小儿的胃肠刺激和肝肾负担，其方法包括药浴、外敷、推拿、刮痧、佩戴香囊、针灸和拔罐等，方法多样，疗效独到，居家也可以方便安全地使用，而且小儿乐于接受，疗效卓著，备受家长欢迎。

小儿常见病及其治疗介绍如下。

第一节 小儿外感

小儿外感为四季常见病。中医认为感冒的发生是由"六淫"（风、寒、暑、湿、燥、火）时行疫毒侵袭人体所致，若小儿正气不足、体质虚弱时抗病能力减弱，加上四时六气失常，故极易患病。感冒初期，邪在体表，无论何种原因引起的感冒，只需补足孩子的正气，解表祛邪即可。对于小儿外感急性期（早期），若小儿精神好，食欲正常，可用简单的方法加上药浴法治疗，简单快捷，在家也能第一时间使用，可直接解除小儿体表邪气，扶持小儿正气，感冒迅即得以解除。

（1）小儿外感食疗方：葱白（包括葱须）6~12个，煮水多饮。也可以用紫苏叶6~9克或新鲜紫苏叶50克煮水多饮。

（2）小儿外感泡浴通用方：紫苏叶、小葱各250克，生姜50~100克。清洗后煮水泡浴20~30分钟或擦浴。也可以用小儿外感泡浴包（主要成分为连翘、桔梗、薄荷、荆芥穗、淡豆豉、防风及两味壮瑶药）冲水泡浴。

（3）小儿推拿：推三关600次，下六腑600次，清天河水600次。

（4）小儿外感合并发热的泡浴方：石膏100克、大米1抓、车前草30克、苏叶30克、薄荷15克。煮水泡浴20~30分钟。

（5）必要时的治疗：针少商穴、商阳穴、耳尖穴、大椎穴，各出一滴血。

病案1：李某某，女，7个月，夜间降温衣被不暖，晨起喷嚏不断旋即流清涕，其母见状速将其姐在用的小儿外感泡浴包用热水冲泡后给其泡浴30分钟，泡完孩子即安然无恙。

病案2：莫某，男，13个月，受凉后流清涕、发热，到医院予抗生素的输液治疗，当晚10点又出现高热达39℃，其父电话咨询我，在问清病情和用药及化验结果后，建议用小儿外感合并发热的泡浴方一剂。煮水泡浴25分钟后，体温慢慢退到正常。

第二节　小儿咳嗽

（1）小儿咳嗽中药外洗处方：麻黄10克、杏仁6克、石膏20克、甘草10克、鱼腥草30克、黄芩10克、虎杖10克、山药30克、淫羊藿10克、枳壳10克、桔梗10克、党参10克、黄芪10克、白芍10克、当归6克。风热用生姜50~100克、薄荷10克，煮水兑洗；风寒用生姜150~300克，煮水兑洗。

病案：朱某，男，18个月，咳嗽4周，诊断为小儿支气管炎。经多家医院门诊治疗仍咳嗽不愈，无气喘，无发热。用上方加生姜100克、薄荷10克，3剂，水煮外洗，每天1剂。用药三天后无咳嗽。

（2）小儿咳喘外敷中药方：桃仁9克、杏仁6克、山栀子18克、胡椒3克、川椒3克、小茴香3克、糯米5克。研为细面，以蛋清调成面团状，睡前敷双侧涌泉穴或劳宫穴。

病案：陈某，男，12个月，咳嗽2周。经小儿按摩咳嗽还是反复。开上方研粉分6包，嘱回家用鸡蛋清适量调成糊状，睡前敷双侧涌泉穴各一包。三天后反馈已痊愈。

（3）必要时的治疗：针四缝穴，每周1~2次。

第三节　小儿腹泻

小儿腹泻以大便次数增多、便下稀薄或如水样为特征。症状多为腹胀腹痛，泻前哭闹、泻后痛减，大便腐臭、状如败卵，矢气口臭，常伴呕吐。引起小儿腹泻的原因主要有感受外邪、饮食所伤、脾胃虚弱等。小儿脾胃功能不全，过度喂养及添加辅食或改变饮食种类、给小儿喂食生冷时，超过了小儿脾胃的运化能力，引发紊乱易导致腹泻。日常科学喂养十分重要，正所谓"若要小儿安，三分饥与寒"。

小儿感受外邪后没有及时治疗，导致外邪入侵小儿脾胃，从而发生腹泻，治疗思路为扶正祛邪、健脾益气。

（1）小儿腹泻中药口服方：①黄芪15克、党参15克、苍术（炒）15克、茯苓15克、炙甘草6克。水煎服，每天1剂。②山楂9克、金银花9克、地榆9克、麦芽9克。水煎服，每天1剂。

（2）小儿腹泻食疗方：石榴叶（或皮）、茶叶各50克，与大米同炒至大米微黄，去掉石榴叶和茶叶，大米煮粥服。

（3）小儿腹泻泡浴包：黄芪20克、党参20克、石榴皮20克、乌梅20克等4味药，每日1剂，水煎泡浴。

（4）中成药外敷：云南白药2~4克，调水或低度酒，外敷脐部，同时用胶布或伤湿止痛膏外贴固定。

（5）必要时的治疗：针四缝穴，每周1~2次。

病案：于某，男，11个月，夜间受凉后出现腹泻。每日5~7次稀水样便，喷射状。用热水冲泡小儿腹泻泡浴包后给其泡浴30分钟，泡2天愈。

按：也可以同时口服乳酶生片，云南白药外敷脐部，多饮口服补液盐或淡盐糖水。

第四节　小儿厌食症

小儿生理存"脏腑娇嫩，脾常不足"的特点，病理特点有"易虚易实、易饥易饱"的情况。加上家长溺爱、过分娇惯，予过食肥甘厚味与生冷瓜果，甚至逼迫小儿进食等，日久易导致脾胃损伤。轻者出现脾胃不和，重者导致脾胃气阴两伤之厌食症，若病程较长，迁延不愈，可因脾胃气虚，纳食较少，导致营养缺乏，生长发育落后，免疫功能低下，严重影响小儿健康。

（1）中药验方：太子参15克、茯苓9克、白术9克、青皮6克、陈皮6克、鸡内金9克、山楂6克、砂仁4.5克、莪术3克、三棱3克、木香6克。水煎服。

（2）外治包括药物经皮贴敷，中药按照以下比例：党参1.0、茯苓1.0、白术1.0、青皮0.25、陈皮0.25、砂仁0.25、莪术0.5、鸡内金0.5、丁香0.125、肉桂0.125、木香0.125、莱菔子0.125、细辛0.125，研成细末，过筛，加入适量的蒜泥和姜汁，调成膏状，在塑料纸上摊为一元硬币大小，分别敷贴神阙、中脘及双脾俞穴，用胶布固定，视年龄大小每次敷贴2~6小时，隔日1次。

（3）捏脊：从骶部的长强穴开始往颈部的大椎穴捏，每周1或2次。

（4）必要时的治疗：针四缝穴，每周1或2次。

第五节　小儿睡行症

睡行症也称梦游症，患儿在入睡后1~2小时突然发作，此时仍未醒，但刻板地执行某些简单的、无目的性的动作，如到室外徘徊等。发作时间可持续数分钟至十分钟，后又上床安静入睡，次晨醒来，对前一晚发生的情况完全遗忘。婴幼儿也可表现为阵发性哭闹。

处方：浮小麦60克、炙甘草30克、大枣20克、酸枣仁20克、茯苓15克、厚朴9克、陈皮9克、胆南星4克，水煎服，每日1剂，用3天。（3~6岁的剂量）

第六节　遗尿症

遗尿常常发生于3岁前的小儿，大于3岁后尚出现遗尿往往按照病态来治疗。现代西医的治疗是通过教育和定时唤醒来治疗，中医可以用遗尿方口服治疗。

处方：党参30克、黄芪15克、当归9克、茯苓20克、白术15克、陈皮9克、桂枝10克、益智仁20克、锁阳15克、麻黄9克、桑螵蛸9克、大枣30克、炙甘草6克，水煎服，每日1剂。轻症可用3~7剂，严重的可用药30天。

【第五章】 中医选方经验及验方

第一节 按照中医主证选择中医处方

一、解表方剂

（一）辛温解表剂

桂枝汤：治风寒在表，脉浮弱，自汗出，头痛发热，恶风恶寒，鼻鸣干呕等症。杂症自汗、盗汗、虚疟、虚痢最宜。若脉浮紧，汗不出者，禁用。酒客病风寒而汗出者，亦不可与之。

处方：桂枝、芍药、生姜、炙甘草、大枣。水煎服，覆令微汗，不可令如水流漓，病必不除。若服一升，汗出病痊，不必尽剂。服已，更啜稀粥一盏，以助药力。

按：也可以用山楂代芍药，适用于主证是受寒后的外感症。

小青龙汤：治伤寒表不解，心下有水气，干呕，发热而咳，或渴，或利，或噎，或小便不利，少腹满，或喘者，及杂病肤胀水肿症，用此发汗而利水。

处方：桂枝、白芍、甘草、麻黄、细辛、干姜、法半夏、五味子。若渴，去半夏，加栝楼根150克。若微利，去麻黄，加莞花。若噎者，去麻黄，加附子。若小便不利，少腹满者，去麻黄，加茯苓200克。若喘者，去麻黄，加杏仁半升。

按：小青龙汤是临床上常用的止咳平喘方，适用于主证是咳清稀痰的患者。

（二）辛凉解表剂

麻黄杏仁甘草石膏汤：温热内发，表里俱热，头痛，身疼，不恶寒反恶热，无汗而喘，大烦，大渴，脉阴阳俱浮者，用此发汗而清火。若脉浮弱、沉紧、沉细，恶寒，恶风，汗出而不渴者，禁用。

处方：麻黄、杏仁、炙甘草、石膏。

按：咳嗽、支气管炎的代表方，是咳嗽的主证选方之一。

（三）扶正解表剂

麻黄附子细辛汤：治少阴病始得之，发热，脉沉，无里证者。

处方：麻黄、炮附子、细辛。热微者，以甘草易细辛，微发汗。

按：少阴病的代表方，应用此方的重要指征是脉象沉细、舌质淡白。适用于寒性疼痛。

（四）表里双解

防风通圣散：风热壅盛，表里三焦皆实者，此方主之。

处方：防风、川芎、当归、白芍、大黄、薄荷、麻黄、连翘、芒硝、黄芩、石膏、桔梗、滑石、甘草、荆芥、白术、山栀子、生姜。

按：防风通圣散是可以治愈很多呼吸道疾病和皮肤的炎性疾病的有效方，可以列为治疗慢性荨麻疹的主方。

二、泻下剂

大承气汤：治阳明病潮热，手足濈然汗出，谵语，汗出多，胃燥，独语如见鬼状，喘冒不能卧，腹满痛，脉滑实，又目中不了了，睛不和，又少阴病初得之，口燥咽干者，自利清水，色纯青，心下痛，口燥舌干者，六七日腹胀不大便者。

处方：酒大黄、厚朴、枳实、芒硝。

小承气汤：治阳明腑实轻证。

处方：大黄、厚朴、枳实。初服汤剂排大便，不排再服，以利为度，得便即止。

按：上述两方是承气汤类的代表效方。

三、和解剂（和解少阳剂）

小柴胡汤：小柴胡汤出自《伤寒论·辨太阳病脉证并治中》第九十六条："伤寒五六日，中风，往来寒热，胸胁苦满，默默不欲饮食，心烦喜呕，或胸中烦而不呕，或渴，或腹中痛，或胁下痞硬，或心下悸，小便不利，或不渴，身有微热，或咳者，小柴胡汤主之。"小柴胡汤主治少阳病，热入血室证、疟疾、黄疸及内伤杂病兼有少阳证者，也可以作为治疗肝病的主方。

处方：柴胡、黄芩、人参、法半夏、炙甘草、生姜、大枣。

小柴胡汤衍化方：若加解表散寒之品，太少同治，则成和解发表剂，方如柴胡桂枝汤、柴芎汤；若加甘苦寒凉之味，兼顾肝胃，则成和解清里剂，方如柴胡白虎汤、柴胡清肝散；若加寒下通降之品，经腑同治，则成和解攻下剂，方如大柴胡汤、柴胡加芒硝汤；若加清营凉血之味，气营并调，则成和解清营剂，方如清营汤、陶氏小柴胡汤；若加行气宽胸之品，重在疏利，则成和解利气剂，方如柴胡枳桔汤、柴胡陷胸汤；若加温化渗利之味，治重三焦，则成和解化饮剂，方如柴胡桂姜汤、柴芩汤；若伍辛甘温燥之品，消走泄，则成和解截疟剂，方如柴平汤、柴胡达原饮；若伍化痰定惊之味，标本同治，则成和解镇惊剂，方如柴胡加龙牡汤；若加祛风胜湿之味，疏透宣行，则成和解宣痹剂，方如柴胡独活汤、柴独苍术汤；若加升阳清里药，提透邪热，变和解少阳为解肌退热，方如柴葛解肌汤、柴葛芩连汤；若加滋阴退热药，虚实并调，变清疏实热为清透虚热，方如柴胡清骨散、柴胡鳖甲汤；若加养营调血药，改清气透热为养荣透热，方如柴胡四物汤、柴胡养荣汤。

大柴胡汤：治热结在内，往来寒热者。

处方：柴胡、法半夏、黄芩、白芍、枳实、生姜、大枣。

柴胡桂枝汤：伤寒六七日，发热，微恶寒，肢节烦疼，微呕心下支结。此太阳、少阳并病也，柴胡桂枝各半汤主之。

处方：柴胡、黄芩、人参、生姜、白芍、桂枝、甘草、法半夏、大枣。

逍遥散：治肝家血虚火旺，头痛，目眩，颊赤，口苦，倦怠，烦渴，抑郁不乐，两胁作痛，寒热，小腹重坠，妇人经水不调，脉弦大而虚。

处方：当归、白芍（酒炒）、白术（炒）、茯苓、炙甘草、柴胡。

加味逍遥散：即逍遥散方加丹皮、山栀子（炒）。

按：小柴胡汤治疗的病机为邪犯少阳、枢机不利，当和解少阳。小柴胡汤重用柴胡24克为君，轻清升散，疏透达热，外解少阳半表之邪，以开太阳之出路；辅以黄芩苦寒降泄，清泄胆腑，内彻少阳半里之热，以断阳明之来路。两药合用，一散一清，一表一里，以和解少阳半表半里，清疏少阳内郁之热。更佐以半夏、生姜之辛苦温燥，和胃降逆、散结消痞。合柴胡、黄芩辛开苦降以调升降而消痞止呕。寒温并投以清胆和胃，使清胆而不败胃。佐使以人参、炙甘草、大枣之甘温补中，益气扶正以鼓邪，杜绝邪传三阴之路，合生姜、半夏和中安内以健运枢机。诸药合用，表里同治，寒温并投，补泻同施、正邪兼顾，共收和解少阳、扶正和胃之功，使邪去正安，少阳枢机运转，"上焦得通，津液得下，胃气因和，身濈然汗出而解"，而成健运少阳枢机之剂，和解表里之总方。小柴胡汤对于少阳证有往来寒热，胸胁苦满或胸中烦而不呕或胁下痞硬等症状有较好的疗效，若发热可加上石膏、青蒿等，还可以治疗妇人伤寒、热入血室证。

小柴胡汤衍化方掌握好可治疗很多疾病。小柴胡汤类方证治鉴别小柴胡汤为"少阳枢机之剂，和解表里之总方"，其融辛开苦降、寒温并用、补泻同施、胆胃并调配伍于一方，而以祛邪为主，兼顾正气，疏利少阳，兼和胃气为特点。故凡邪在少阳半表半里，寒热虚实并见，或肝胆失疏、三焦不畅诸疾，或热入血室，均可以本方加减化裁。逍遥散及加味逍遥散可以治疗肝郁等情致性疾病。

四、调和肠胃方剂（五泻心汤）

半夏泻心汤：伤寒五六日，呕而发热，柴胡证具，而以他药下之，但满而不痛，此为痞，宜半夏泻心汤。

处方：半夏、黄芩、干姜、人参、黄连、大枣、甘草。

生姜泻心汤：伤寒汗出解之后，胃中不和，心下痞硬，干噫食臭，胁下有水气，腹中雷鸣，下利，宜生姜泻心汤。

处方：生姜、甘草、人参、干姜、黄连、黄芩、法半夏、大枣。

甘草泻心汤：伤寒中风，医反下之，其人下利，日数十行，谷不化，腹中雷鸣，心下痞硬而满，干呕，心烦不得安。医见心下痞，谓病不尽，复下之，其痞益甚。此非结热，但以胃中虚，客气上逆，故使硬也，宜甘草泻心汤。

处方：甘草、黄芩、干姜、法半夏、黄连、大枣。

大黄黄连泻心汤：伤寒大下后，复发汗，心下痞，恶寒者，表未解也，不可攻痞；当先解表，表解，乃可攻痞。解表宜桂枝汤，攻痞宜大黄黄连泻心汤。心下痞，按之濡，其脉关上浮者，宜大黄黄连泻心汤。

处方：大黄、黄连。以麻沸汤二升，渍之须臾，绞去滓服之。

附子泻心汤：心下痞，而复恶寒汗出者，宜附子泻心汤。

处方：大黄、黄连、黄芩、附子（先煎）。

按：五泻心汤为调和脾胃的主证方剂。

五、清热剂

（一）清气分剂

白虎汤：治阳明症，汗出，渴欲饮水，脉洪大浮滑，不恶寒，反恶热。

处方：石膏、知母、粳米、炙甘草。

白虎加人参汤：治太阳中热，汗出，恶寒，身热而渴者，喝是也。

处方：石膏、知母、粳米、炙甘草、人参。

按：白虎汤是阳明经证四大证的有效方剂，白虎加人参汤可治疗产后发热。

（二）清热解毒剂

仙方活命饮：治一切疮疡，未成脓者内消，已成脓者即溃又止痛、消毒之圣药也。

处方：虎杖、九香虫、白芷、防风、皂角刺、乳香、没药、当归尾、赤芍、天花粉、浙贝、陈皮、甘草、金银花。

按：该方是治疗疮痈的有效方剂，可用虎杖和九香虫代原方的穿山甲。

（三）清脏腑热剂

葛根黄芩黄连汤：治热邪入里，身热下利，胸脘烦热，口干作渴，喘而汗出，舌红苔黄，脉数或促。

处方：葛根、黄连、黄芩、炙甘草。

按：该方是治疗腹泻的有效方剂，尤其是小儿腹泻伴有肛周红的热性腹泻病例，治疗高血压也有效。

（四）清虚热剂

当归六黄汤：治阴虚有火，令人盗汗者。

处方：当归、生地、熟地黄、黄芪、黄芩、黄连、黄柏。

按：该方是治疗阴虚盗汗的有效方剂，也是治疗甲亢主证的主方。

六、祛暑剂

香薷饮：治暑月乘凉饮冷，阳气为阴邪所遏，头痛，发热，恶寒，烦躁，口渴，腹痛，吐泻者。

处方：香薷、厚朴、白扁豆（炒）。

按：香薷饮是暑天的祛暑剂。

七、温里剂

理中汤：治中气不运，腹中不实，口失滋味，病久不食，脏腑不调，与伤寒直中太阴，自利不渴，寒多而呕等证。

处方：人参、白术、干姜（炮）、炙甘草。加附子，即名附子理中汤。

小建中汤：治伤寒表未解，或心悸而烦，或腹中急痛，而脉阳涩阴弦者。

处方：桂枝、白芍、甘草、生姜、大枣、饴糖。

黄芪建中汤：治虚劳里急，悸，衄，腹中痛，梦失精，四肢酸疼，手足烦热，咽干口燥，诸不足。

处方：黄芪、饴糖、白芍、甘草、桂枝、生姜、大枣。

按：小建中汤和黄芪建中汤可辨证加减治疗胃炎和胃病。饴糖缺药可用蜂蜜或红糖代。

八、补益剂

(一)补气

补中益气汤：治阴虚内热，头痛，口渴，表热，自汗，不任风寒，脉洪大，心烦不安，四肢困倦，懒于言语，无气以动，动则气高而喘。

处方：黄芪、人参、白术、炙甘草、陈皮、当归、升麻、柴胡、生姜、大枣。

按：该方是健脾益气的传统方，可提升人体的中气。加大量的益智仁和五味子可治疗流涎，也可作为治疗中气下陷的主方。加苏叶可治疗老年人的阳虚外感。

香砂六君子汤：治气虚肿满，痰饮结聚，脾胃不和，变生诸症者。

处方：人参、白术、茯苓、甘草、陈皮、法半夏、砂仁、木香、生姜。

按：该方可以健脾胃，补中气。常用于小儿肺炎等疾病使用抗生素后的调理。

玉屏风散：治风邪久留而不散者，自汗不止者亦宜。

处方：黄芪、白术、防风。

按：该方可治疗反复呼吸道感染和自汗。该方的剂量特点是黄芪剂量为白术、防风剂量之和。

(二)补血

归脾汤：治思虑伤脾，或健忘，怔忡，惊悸，盗汗，寤而不寐；或心脾作痛，嗜卧，少食，月经不调。

处方：人参、黄芪、甘草、白术、茯苓、木香、龙眼肉、酸枣仁、当归、远志、生姜。

按：该方可治疗脾虚失眠症，是治疗失眠主证的主方之一。

（三）气血双补

八珍汤：治气虚面色苍白或萎黄，头晕目眩，四肢倦怠，气短懒言，心悸怔忡，饮食减少；治病后虚弱，各种慢性病，妇女月经不调等气血两虚者。

处方：人参、白术、白茯苓、当归、川芎、白芍、熟地黄、炙甘草、生姜、大枣。

炙甘草汤：治伤寒脉结代，心动悸者。《外台》又治肺痿，涎唾多，心中温温液液者。

处方：炙甘草、生地黄、麦冬、人参、桂枝、生姜、大枣、阿胶、麻仁。

按：八珍汤气血双补，调补阴阳，是治疗气血虚主证的主方；炙甘草汤原方足量对于心脏病变有好的治疗作用，该方君药为生地黄。

（四）补阴

六味地黄丸：主治肾精不足，虚火炎上，腰膝痿软，骨热酸疼，足跟痛，小便淋秘或不禁，遗精梦泄，水泛为痰，自汗盗汗，亡血，消渴，头目眩晕，耳聋，齿摇，尺脉虚大者。

处方：熟地黄、山茱萸、白茯苓、山药、牡丹皮、泽泻。

按：六味地黄丸（汤）是治疗阴虚、滋补阴虚的主方，可以此方为底，根据患者的虚实加减治疗该类病。

（五）补阳

济生肾气丸：治肾虚脾弱，腰重脚肿，小便不利，腹胀，喘急，痰盛，已成鼓症，其效如神。

处方：熟地黄、白茯苓、牡丹皮、山药、泽泻、车前子、山茱萸、牛膝、肉桂、附子。

八味地黄丸：治命门火衰不能生土，以致脾胃虚寒，饮食少思，大便不实，或下元衰惫，脐腹疼痛，夜多旋溺等症。

处方：熟地黄、山药、山茱萸、牡丹皮、白茯苓、泽泻、肉桂、附子。

按：以上两方都为温阳补肾方，是治疗命门火衰主证的主方。

九、安神剂

（一）滋养安神

天王补心丹：主治心血不足，神志不宁，津液枯竭，健忘，怔忡，大便不利，口舌生疮等症。

处方：人参、酸枣仁、当归、生地黄、柏子仁、麦冬、天冬、远志、五味子、白茯苓、丹参、玄参、桔梗。

按：该方可治疗失眠，有较好的安神作用，是治疗失眠的主方之一。

（二）滋阴安神

黄连阿胶汤：治少阴病得之二三日，心中烦，不得卧。

处方：黄连、黄芩、白芍、鸡子黄（二枚）、阿胶。

酸枣仁汤：治虚劳虚烦不得眠。

处方：酸枣仁、甘草、知母、茯苓、川芎。

按：这两个处方都有较好的安神作用，是治疗失眠的主方。酸枣仁生熟同用，效果更佳。

十、治风剂

续命汤：治中风，身体不能自收持，口不能言，冒昧不知痛处，或拘急不得转侧。

处方：麻黄、桂枝、石膏、干姜、杏仁、川芎、当归、人参、甘草。当小汗，薄覆脊，凭几坐，汗出则愈，不汗更服。无所禁，勿当风。并治但伏不得卧，咳逆上气，面目浮肿。

按：该方治疗中风早期效果较好，尤其是中风病的中经络。

十一、治燥剂

清燥救肺汤：主治诸气膹郁，诸痿喘呕。

处方：桑叶、石膏、甘草、人参、胡麻仁、阿胶、麦冬、杏仁、炙枇杷叶。痰多加贝母、瓜蒌。血枯加生地。

按：该方清燥润肺疗效较好。

十二、祛湿剂

（一）燥湿和胃

藿香正气散：治外受四时不正之气，内停饮食，头痛寒热，或霍乱吐泻，或作疟疾。

处方：藿香、桔梗、紫苏、白芷、厚朴、大腹皮、半夏、茯苓、陈皮、甘草、生姜、大枣。

按：该方为常用燥湿中成药。

（二）清热祛湿

（1）**茵陈蒿汤**：阳明病发热，但头汗出，身无汗，小便不利，渴饮水浆。此为瘀热在里，身必发黄，腹微满者，本方主之。

处方：茵陈蒿、山栀子、大黄。

按：该方为治疗黄疸的处方。

（2）**五淋散**：治膀胱有热，水道不通，淋涩不出，或尿如豆汁，或成砂石，或如膏汁，或热怫便血。

处方：赤茯苓、赤芍药、山栀子、当归、甘草、灯芯草。

医珍集

吴曙粤 45 年中医临床学习及运用经验汇编

按：该方可治疗尿路感染。

（三）利水渗湿

五苓散：治脉浮，小便不利，微热，消渴者；发汗已，脉浮数，烦渴者；中风发热，六七日不解而烦，有表里症，渴欲饮水，水入则吐者。

处方：茯苓、猪苓、白术、泽泻、桂枝。

按：五苓散除了可以治疗水肿病（急性肾炎），还可以通过消除内耳迷路的水肿而治疗梅尼埃病（眩晕症）；用米汤送服散剂治疗小儿鞘膜积液（用1个月）；也可以治疗腹泻（中医的原理是分利）。

（四）温化寒湿

苓桂术甘汤：治心下有痰饮，胸胁支满，目眩。
处方：茯苓、桂枝、白术、甘草。
按：该方是止咳平喘的处方。
真武汤：治少阴水气为患，腹痛下利，四肢沉重疼痛，小便不利。其人或咳，或呕，或小便利，或下利者，用此加减。
处方：白术、茯苓、白芍、炮附子、生姜。
按：该方是温阳利水的处方。

十三、祛痰剂

二陈汤：治肥盛之人，湿痰为患，喘嗽，胀满。
处方：半夏、茯苓、陈皮、甘草、生姜。
温胆汤：治热呕吐苦，虚烦，惊悸，不眠，痰气上逆。
处方：竹茹、枳实、法半夏、甘草、陈皮、生姜、茯苓。
按：这两个处方都有祛痰作用，温胆汤是祛痰的主方。

十四、驱虫剂

乌梅丸：治厥阴病消渴，气上撞心，心中疼热，饥而不欲食，食即吐蛔，又主久利。

处方：乌梅、黄连、细辛、炮附子、人参、桂枝、黄柏、干姜、当归、川椒。

按：乌梅丸可治疗慢性腹泻、慢性肠炎，还可治疗厥阴病（型）的消渴病或慢性咳嗽。

第二节　临床经验中医验方选

一、颈椎病的治疗体会

治疗颈椎病，首先使颈椎关节复位，其次针灸，然后根据患者的气血虚实和出生年的五运六气计算出其体质或其出生年月日的天干起卦，纳入八卦，最后开方用药。

经验中药方：葛根30~60克、白芍30~60克、仙鹤草30~60克、桔梗6克、杜仲12克、桑葚15克、威灵仙9克、麻黄6~9克、细辛3克、元胡15克、炙甘草10克。7剂，水煎服，每天一剂。

病案：陈某，女，49岁。自诉颈部不适和向左活动时颈局部受限二天。神清，问答清楚。出生的五运六气弱脏理论属水运不及。震卦体质。查其颈部的C1、C2左侧轻压痛。余无异常。诊断为颈椎小关节错位。

治疗：手法复位。听到轻微弹响，局部不适感消失。

处方：葛根30克、白芍60克、仙鹤草30克、桔梗6克、杜仲12克、桑葚子15克、威灵仙9克、麻黄9克、细辛3克、元胡15克、炙甘草10克、肉苁蓉18克。7剂，水煎服，每天1剂。随访服药后愈。

二、流传的跌打秘方"贼方"

处方：（雄）土鳖12克、胆南星15克、血竭15克、没药24克、制马前子30克、龙骨9克、当归9克、红花15克、羌活9克、螃蟹骨9克、乳香30克、防风15克、金丝毛狗脊24克、三七3克、白芷15克、七叶一枝花15克、菖蒲9克、川芎12克、冰片3克、升麻15克。

以上各味共研极细末贮瓶备用。用时以老酒调敷患处，用唾液调敷更好。血止后，用凡士林调成软膏用亦可，敷药后皮肤破者五分钟可以止血止疼而愈；伤在手指脚趾青紫未破者，脱去黑皮而愈。

三、妊娠呕吐治疗经验

妊娠期反复呕吐或严重的妊娠恶阻，孕妇往往药入即吐，甚至见药闻味即吐，长期厌食，以致影响营养吸收，形体消瘦。对此类患者，巧用熏气法：取鲜芫荽（俗名香菜）1把，加苏叶、藿香各3克，陈皮、砂仁各6克，煮沸后倒在壶内，壶嘴对准患者鼻孔，令其吸气。或用生葵花籽150克，炒后吃，可以止吐。

四、汗证治疗经验方

汗为心之液，"血汗同源"。治疗汗证要补养心气，安神定悸，养血和血，调和气血营卫，益气固表，补津液，收敛止汗。

推荐方一：黄芪30克、桑叶30克、当归30克、甘草10克、煅牡蛎20克、浮小麦20克、防风10克、白术15克、地骨皮25克。

推荐方二：玉屏风散＋当归六黄汤。

五、颈淋巴结炎的散结方

推荐方一： 黄芪30克、猫爪草18克、夏枯草15～30克、当归30克、甘草10克、蜈蚣1条、僵蚕10克、野菊花20克、玄参20克、浙贝10克。

推荐方二：五味消毒饮＋桔梗＋猫爪草。

六、脏器下垂提升方

推荐方： 黄芪60克、升麻30克、当归15克、枳实20克、炮附子6克、黄精12克、益智仁30克、炙甘草15克。

七、催乳方

推荐方一： 黄芪30克、党参15克、当归30克、漏芦30克、炙甘草10克、王不留行15克、地龙9、白芍15克、白术15克、生山药15克、菟丝子15克。

推荐方二： 黄芪30克、党参15克、当归30克、漏芦30克、王不留行15克、地龙9、知母6克、浙贝6克、煅牡蛎20克。

八、小儿遗尿方

推荐方：黄芪30克、党参15克、桑螵蛸（炒）30克、当归30克、麻黄9克、熟地15克、益智仁24克、远志10克、炙甘草10克。

九、崩漏止血方

推荐方：黄芪30克、仙鹤草30~60克、大枣5枚、当归10克、炙甘草9克、桑叶30克、白芍30克、茜草（炭）15克、血余炭15克、女贞子15克、旱莲草15克、乌贼骨15克、三七（冲服）3克、艾叶9克、阿胶9克（另包烊化）。

外用方：艾条灸左大敦和右隐白穴，此二穴为肝、脾经的井穴，灸之可发挥统血和藏血的作用。

针灸方：针断红穴可止崩漏。

十、起痿方（男性勃起功能障碍）

基础方：黄芪30克、党参15克、淫羊藿30克、当归30克、蚕沙6克、蜈蚣1条、地肤子20克、蛇床子9克、生苡仁20克、柴胡4.5克、枳实10克、白芍10克、桂枝10克、麻黄9克、炙甘草9克。

十一、求嗣方（男性）

推荐方一：黄芪30克、党参15克、淫羊藿9克、桂枝6克、麻黄9克、艾叶9克、熟附子6克、黄精15克、肉桂6克、肉苁蓉30克、当归30克、菟丝子18克、蜈蚣1条、甘草10克。

推荐方二：仙茅15克、田螺肉50克。煮熟田螺肉后吃肉喝汤。

十二、痹证方

推荐方一：熟附子30克、制草乌30克、制川乌30克、甘草30克、生姜60克（以上5味药先煎2小时）、当归30克、黄芪30克、麻黄9克、细辛5克、桂枝20克、赤芍15克、白芍15克、生地20克、生苡仁20克、土茯苓20克、苍术20克、白术20克、柴胡10克、甘草10克。水煎服，每日1剂。

推荐方二：蜂房30克、土元30克、地龙30克、全蝎15克、蜈蚣10条、乌梢蛇30克、当归50克、熟地30克、羌活30克、独活30克、桃仁30克、红花30克，制成蜜丸，每次服10克，每日2次。

推荐方三：川乌30克、草乌30克、生麻黄30克、桂枝30克、马钱子15克、黑蚂蚁30克、肉桂10克、冰片5克、鸡血藤30克，白酒浸泡，涂擦疼痛的关节，并反复揉搓以热感为度，避风静卧休息。

十三、腰痛方（颈胸腰综合征）

腰痛患者除了检查腰椎的问题，还要注意有没有其他的关节错位。人体是一个整体，颈椎、胸椎、腰椎、骨盆、膝关节、踝关节共同形成一个有机的整体，都处于合理的生物力学线上，每一个关节的错位，都会或快或慢地影响到其他的关节脱离正常的力学线，从而引起一系列的身体变化，如果身体的代偿机制不能调整好，就会出现相应的临床症状和病变。手法调理是必要的，针灸可疏通经络，也可加强手法的效果。中药口服可巩固疗效，避免反复。这是此类患者的治疗思路和方法。

治疗腰肌劳损的"腰痛方"：黄芪30克、党参30克、当归30克、牛膝15克、杜仲9克、续断9克、元胡12克、独活9克、麻黄9克、白附子3克、细辛3克。7剂，水煎服，每天1剂。一周后复诊，再用上方7剂后可愈。

医珍集

吴曙粤 45 年中医临床学习及运用经验汇编

十四、《医林改错》中的活血化瘀方的运用

血府逐瘀汤：用于颅脑外伤或颅脑外科手术后，有很好的疗效。

少腹逐瘀汤：用于瘀血类女性不孕症，月经期服4天。

十五、治疗皮肤病方药

内服方一：龙胆草10克、山栀子10克、黄芩15克、柴胡10克、路路通20克、车前草20克、泽泻15克、生地15克、当归15克、甘草10克、连翘30克、白鲜皮20克、紫草15克、香附20克、丹参20克。水煎服。

内服方二：紫草9克、黄芩9克、制何首乌6克、白茅根18克、秦皮6克、红花6克、佩兰9克、百合6克、苦参9克、路路通30克、炙甘草6克。水煎服。

外用方：苦参20克、百部30克、千里光30克、黄柏20克、地榆20克、夏枯草20克、枯矾10克（另包，溶化）。外洗。

十六、中医综合治疗晚期肿瘤的方法（天台道医会讲稿摘选）

晚期肿瘤往往失去手术机会，放疗和化疗其体质也不太允许。现代西医把晚期肿瘤列入慢性病的范畴。中医中病机为邪胜于正，患者大多是阳不足或阴阳两虚，用中药攻伐患者难以承受，而且大剂量中药的毒性也让患者难以承受。我对晚期肿瘤患者的中医治疗经验如下。

（1）治心、调心。①与患者和家属沟通，加强对晚期肿瘤的认知；②对患者进行心理疏导，可指导其冥想或念经；③对患者的五行与其家中布置进行调整；④指出患者不良的生活习惯，进行修正。

（2）饮食治疗。

（3）练功，如站桩等。

（4）针灸调理。通常用吴氏调神针法的开阳针法（针阵）疏通患者的背部阳经，通"三关"，用消瘤或抑瘤经验穴位。

（5）中医辨证的中药治疗：①对于手术或化疗的患者，补阳或阴阳双补，如用十全大补丸、金匮肾气丸等中成药，按照早、中、晚时间调理；②用"小方"治疗，用空间医学的"小方"调气的原理，加上少量攻下或抗肿瘤的中药。

（6）治疗肿瘤的单方和验方。

治疗肿瘤的内服小方：乌梅6克、蒲公英4克、独活4克、浙贝母2克、桂枝2克、石菖蒲2克、黄芩2克、半枝莲5克、全蝎3克、蜈蚣1克、僵蚕4克、海藻5克、虎杖5克、鳖甲5克、木瓜5克、蜂房4克、蝉蜕3克、黄药子5克、炙甘草5克。水煎服（每剂煎煮一次，煮开即可）。

治疗肿瘤的外洗方：艾叶90克、虎杖30克、生川乌15克（或制川乌30克）、生草乌15克（或制草乌30克）、仙鹤草60克、生半夏15克、生南星15克、了哥王30克、薄荷10克、生姜100克。水煮，用大桶泡洗至胸部，每次20~30分钟。泡洗的温度以45摄氏度为宜。

附录　弟子治病经验

一、弟子叶冬梅治病经验

　　叶冬梅，女，毕业于广西中医学院，中医副主任医师，广西卫生职业技术学院老师。擅长运用针灸、拔罐、推拿、中药外用、穴位注射、放血疗法、穴位贴敷等中医外治手段治疗颈肩、腰腿痛等各种痛症及内科常见病，对皮肤科痤疮、黄褐斑有独特治疗心得。对肿瘤放化疗、手术后和产后中医调理以及不孕不育中医治疗有独到的治疗方法并取得了较好的疗效。

　　现分享八珍汤加减联合针刺治疗痛痹（背部筋膜炎）医案一例。

　　病患卢某某，女，58岁，全身肌肉疼痛数年，常常自行刮痧。伴头晕，前额、两侧太阳穴附近胀痛，眼睛胀痛不愿睁眼，颈部及腰部肌肉酸痛明显，腿部酸软。舌淡胖，齿痕明显，中有裂痕。脉沉缓。

　　方药：党参20克、黄芪20克、炒白术30克、熟地10克、白芍30克、当归6克、川芎6克、炙甘草9克、杜仲20克、续断20克、葛根30克、半夏6克、天麻10克、白芷12克，7剂。服用3剂起患者颈、背部肌肉酸痛明显好转，头晕减轻，无头痛。

　　针刺选穴：颈部夹脊，腰部夹脊，配合针阵（风池、大杼、身柱、肺俞、天宗、至阳、膈俞、委中、尺泽）。病患背部筋肉疼痛，因久病亏虚，膀胱经及督脉气血亏虚，因虚失养，失养而不通。治疗以疏通膀胱经及督脉为要。督脉主总督一身阳经，为阳脉之海，可调节阳经气血，膀胱经经气不利，则目痛，项背、腰、臀部及下肢后侧疼痛，故针刺后经络通畅，患者疼痛当场缓解五成。

辨证分析：脾主肌肉，脾虚湿盛，湿浊困阻肌肉腠理，则出现肌肉酸楚疼痛，痰浊本就黏滞难除，病患体质本脾虚，故湿浊胶着，长期肌肉酸痛。脾虚生化无力，气血化生不足，血脉推动无力，因虚致气血瘀滞，筋脉、肌肉、腠理失荣，故而以八珍汤健脾祛湿，补血活血。联合针刺通经活络，标本兼治，病患症状即可缓解。

二、弟子李博峰治病经验

李博峰，女，广西中医药大学研究生，南宁市政府医务所主任、全科副主任医师。擅长运用正骨、推拿、针灸、壮医药线点灸等手法治疗脊柱相关疾病，以及其他常见病、多发病、慢性病等。运用独到的正骨、头皮针等中医手法取得很好的疗效。

现分享足底麻木治疗医案一例。

患者谢女士，51岁。主述左侧足底麻木1周余。

病史： 患者自述1周前无故出现左侧足底麻木，自行购买外用药物敷涂，效果不佳，遂来诊。

既往史： 腰椎间盘突出症。

体格检查： 腰部前屈60°、后仰5°、左旋15°、右旋15°，L4~L5双侧横突有压痛及叩击痛，直腿抬高试验（+），4字试验（+）。

诊断： 腰椎间盘突出症；足底筋膜炎。

治疗： 针灸。

针灸方案一： 头皮全息针灸疗法。

针灸方案二： 肌筋膜触发点疗法（针灸+手法）。

针灸方案三： 仆参透蹰阳（双侧）、隐白（左）、束骨（左）、然谷（左）、大都（左）、太白（左）。

针灸方案四： 承山透委中、中渚倒马针。

疗效： 一次治疗后足底麻木明显减轻，7天后症状基本消失。

三、弟子徐平洪治病经验

徐平洪（徐虹），女，四川成都人，四川中医药大学本科毕业。成都市高新区桂溪社区卫生服务中心中医副主任医师，从事中医临床工作近20年。

现分享运用中药内服与中医外治法治疗胃痛医案一例。

患者徐某某，女，55岁。自诉胃脘隐痛10天，因儿子的婚事导致情志不畅，从而疼痛加重，眠差不易入睡，嗳气，叹息后缓解不适症状，反酸，嗜好美食，食生冷后大便偏溏。三年前胃镜检查显示有慢性非萎缩性胃炎、胃溃疡病史。观其舌质红，苔稍黄腻，脉弦数。

辨证为肝气犯胃。因该患者忧思恼怒，情志不畅，肝失疏泄，气机郁结，横逆犯胃，气血壅滞不行，不通则痛，即所谓"肝气犯胃"。由于气为血之帅，气滞日久还会导致血瘀的发生，瘀阻脉络。肝气郁久还会化火灼伤胃阴，其痛往往经久不愈。此后二者的病机均在前"肝气犯胃"的基础上发生。这种病症多发于精神受刺激后，或有情志不遂的病史后，胃脘胀痛，痛连两肋胁，郁闷太息。肝郁化火则可出现口干口苦、泛酸、心烦眠差的症状，舌红苔稍黄，脉弦数。

治法： 疏肝理气，和胃止痛。

方药： 柴胡疏肝散加减。柴胡10克、白芍15克、酒川芎9克、香附15克、丹皮12克、延胡索15克、法半夏8克、茯苓15克、旋覆花（包煎）10克、郁金15克、砂仁（后下）10克、浙贝15克、海螵蛸15克、合欢皮20克、首乌藤20克。3剂，水煎服，每日1剂，每日3次，饭后服用。

针刺放血： 针太冲、足三里、阳陵泉、气冲、中脘、膻中，其中太冲、足三里、阳陵泉、气冲双侧留针半小时，中脘不留针，膻中穴点刺放血1~3滴，每周1~2次。一般情志不畅或胸闷的患者这个穴位挤出的血呈暗红色，当挤出暗红色的血后，血色变红，患者会长出一口气，感觉心胸一下子打开。一般针刺结束后，患者马上就感觉胸腔和腹腔的空间变大了，胸闷、胃脘胀痛的感觉好了很多，心情轻松了，大多数患者做完这种针刺后睡眠好转。

穴位敷贴：神阙穴、双侧天枢穴。把中药细粉用温水或姜汁调成药饼状，取适量的药用敷贴膏敷贴在穴位上。一般用肉桂、干姜、吴茱萸、小茴香、白胡椒等。因患者食生冷后大便偏溏，又因其肝郁气滞有化热的倾向，为了避免口服清热药伤到脾阳，又避免用温热药助热，我就用温阳的药外敷到其相应的穴位上。我在临床实践中运用这种治疗方式取得了百分之九十的疗效。

推拿：①按揉太冲、足三里，揉三次按一次，可以按5分钟左右，在背部、脊柱和膀胱经上找痛点按揉；②触诊腹部，顺时针摸腹5分钟，从胸腔上部分推至髂前上棘；③从剑突下用擦法快速擦到肚脐以上，一只手将小腹部固定，擦到皮肤微微泛红有温热感后为止，固定腹部的那只手按到肚脐上部，再从肚脐下快速擦到耻骨联合上，同样擦到皮肤温热为止；④按揉膻中穴，揉三次按一次，刚按揉时这个穴位比较痛，按揉几分钟后疼痛缓解；⑤拿法：双手并排把腹部肌肉提拿起来，保持2~3秒，可以从中脘处围绕肚脐顺时针提拿，在痛处可以多提拿两次。

疗效：该患者在我处按上面方法调理一次后症状好转，经过一周一次的针刺和穴位敷贴，胃脘胀痛已无，患者体重成功增加了5斤。

体会：现在患胃肠方面疾病的人很多，只是有的人偏重，有的人偏轻。胃病的治疗与我们的饮食习惯、生活起居有很大关系。胃病需要三分治，七分养，饮食需要七分饱，尽管现在不缺美食，但在美食面前要管好嘴，遵守医嘱按时用药。

四、弟子张静波治病经验

张静波，男，湖南中医药大学本科毕业，中医世家，祖父为鲁南名医张步新，承家学研习活人济世之术。擅长治疗儿童感冒发热咳嗽、积食、腹泻、便秘、梦游、遗尿等各类常见病；妇科月经不调、痛经、多囊、乳腺增生、不孕症；内科心脑血管疾病、胃肠病、肝胆病、肾结石、痛风、高血压、眩晕、失眠、皮肤过敏、湿疹、荨麻疹、鼻炎、顽固头痛、颈肩腰腿痛、脑瘤、肺癌、胃癌、肠癌等，以及各类肿瘤手术、放疗、化疗期间及后期的中医调理。

现分享胃癌术后调理医案一例。

患者滕某某，男，67岁。胃溃疡低分化腺癌术后贫血，白细胞低，难以配合化疗。2019年6月3日初诊。自诉人累身乏精力差，食欲差，不欲饮食，勉强吃了胀气，易出汗，二便尚可。面色㿠白，舌淡，脉细弦滑数无力。

诊断：气血两亏，血虚夹热。

治疗：党参20克、白术15克、茯苓15克、炙甘草30克、当归15克、大枣20克、川芎10克、熟地10克、鸡血藤30克、白芍15克、生地10克、黄芩10克、淫羊藿15克、补骨脂10克。7剂，水煎服，每日1剂。

疗效：2019年6月18日复诊，诉服上药后食纳佳，精神体力渐好。于6月9日区医院复查血常规，达到化疗标准，顺利完成化疗。且较以往几次化疗之后的不适症状减少很多。故想继续调养。

体会：在治疗肿瘤这类恶性疾病上，中医的优势在于调养、扶正气上。所以中医应该努力寻求与西医的合作、互补，比如西医手术、放疗、化疗前后及过程中，可积极采用中医疗法调养，以减轻其毒副作用。

五、弟子程玮治病经验

程玮（程嗣玮），江西人，56岁。道教南宗第二十八代皈依弟子。现任浙江省天台县养生文化研究会道医分会秘书长，2012年~2017年六次任浙江省天台县桐柏道医会主持策划人，南宗大道医学督天门发起人。以正确解读《黄帝内经》基本概念为主要突破点，完全按照《黄帝内经》的自然大道原理与方法进行临床实践，在理论与技法上有诸多突破性的认知。中医畅销书《经穴探源》作者。目前百度词条中的常规365个穴位的解释基本上都摘录自《经穴探源》一书。

现分享成人抽动症治疗医案一例。

患者男，33岁，患抽动症十几年，主要表现：像打嗝样的不自主发声，声音频繁并响亮；右手有不自主地向外向上甩手，甩手动作有时幅度大，有时幅度小。曾去过上海等地找医生治疗，效果都不明显。

经诊断后认为其属肝风内动，不能外透，穴位取照海、风池。由于患者不愿针刺，因此告诉其自我按摩穴位及艾灸方法。也许是患者有此现象已经多年，习惯了，不重视，因此自我调理并不认真。不过十几天之后，患者的情况还是有明显的改善。患者的不自主发声由过去3~5分钟一次，到现在10分钟以上一次，音量也小了一半多，效果较为明显。

体会： 抽动症现在一般属于难治之症，许多小孩的抽动症因得不到有效的治疗而伴随其多年，直到年纪很大后才逐渐消失。患者因此要忍受不少痛苦及他人的歧视，给心理带来极大的压力。因此一旦发现这种病，家人都会千方百计地带小孩求医，而结果却不甚理想。抽动症的治疗，中医有其独特的优势，只要辨证准确，大都能够取得良好的效果。从病种来说，抽动症不像一些大病重病会影响生命，此病为轻症，基本对生活工作影响不大，但却成了难治之症，主要问题在于诊治思路。

六、弟子周宣刚治病经验

周宣刚，男，毕业于浙江中医药大学。浙江台州市养生文化研究会副会长，非遗食物疗法代表性传承人，擅长运用食疗外治等自然疗法治未病。

现分享耳鸣食疗医案一例。

患者卢某某，男，19岁，高三学生。耳鸣10年，台州、杭州、上海等地的大医院诊断为传导性耳鸣。治疗10年未效，病情日益严重，休学在家，欲寻短见。上海医生建议请美国专家进行脑部手术，费用5万~15万美元。求医于我处。经诊断，患者舌尖两边有较多红点，肺热阴虚，分析其生辰发现五行缺金。肾开窍于耳，耳病根源在肾，患者生辰五行缺金，金生水乏源致病。

调理方法： 重用野生川贝补金生水，每次5克，每天2次，配合服黑豆养血汤，滋阴健脾补肾。服用1剂症状即大为减轻，连用3天耳鸣症状基本消失。嘱其常喝天然蜂蜜水、黑豆养血汤，随访1年无异。

七、弟子王世栋治病经验

王世栋，男，副主任医师，副教授，硕士研究生，南宁市第二人民医院中医科副主任。南宁市中西医结合学会副会长，广西中西医结合学会常务理事、脑心同治专业委员会常务委员，广西中医药学会全科医学专业委员会学术委员。

现分享急性腰扭伤病案一例。

患者王某，男，24岁，因"搬重物后腰痛约30分钟"于2024年2月1日就诊。自诉平素体健，就诊前30分钟逞强搬抬重物后逐渐出现剧烈腰痛，疼痛部位以腰部正中偏右为主，无放射痛，见附近有门诊便屈腰挪步前来就诊。痛苦面容，不能落座。

考虑为筋脉挛急、气血不利所致的急性腰扭伤，见其不便进一步检查，暂予针刺左侧腰痛点、后溪透劳宫穴，强刺激捻转提插，同时嘱其逐渐活动腰部，患者疼痛有所缓解。后嘱其趴至床上，加刺委中、承山、昆仑穴；露出腰部，予搓法作用于其腰部，温通舒缓筋脉；再行肾俞、腰阳关穴位点按约3分钟。其间患者诉腰痛明显缓解，欲起身拿手机挂号，然腰痛再次出现。继续强刺激腰痛点和后溪穴，加刺局部阿是穴，约1小时后，患者腰痛明显好转。嘱其注意腰部避寒保暖，情绪勿急躁，同时予洛索洛芬钠凝胶贴膏外敷。患者面露笑容，步行回家。3日后随访已无腰痛。

八、弟子赵昕治病经验

赵昕，男，广西玉林人。毕业于广西玉林卫校，民间瑶医。专长是用中草药、瑶药治疗肿瘤。

现分享左侧腹膜肿瘤治疗医案一例。

患者唐某某，女，61岁，2016年4月18日初诊。自诉两月前感觉左胸胁疼痛，疼痛时牵引胃部、腰部及胸部一起疼痛。平时以隐痛为主，饭后胀痛，进食后胃部及左侧腹部胀痛。食欲尚可，食酸性食物口苦。双下肢乏力，头晕，气急，口干，二便正常，舌淡，苔黄腻。

诊断：左侧腹膜后恶性肿块；肺、肝转移瘤；肺部感染；胃炎。

处方：柴胡8克、白芍30克、重楼10克、王不留行35克、生半夏15克、白术15克、茯苓20克、玄参15克、牡蛎20克、丝瓜络7克、香附15克、甘草8克、野荞麦25克、薏苡仁25克、天花粉15克、骨碎补15克、土茯苓15克、肿瘤藤20克。

2016年4月25日电话复诊，诉胸部、进食后胃部胀痛有点缓解，口不苦，口干减少、头晕减轻。

处方：按原方10剂治疗。

医珍集

吴曙粤45年中医临床学习及运用经验汇编

2016年5月9日电话三诊，诉双下肢乏力、头晕有所减轻。

处方： 白芍35克、重楼10克、元胡15克、猛老虎18克、白术15克、茯苓15克、骨碎补15克、王不留行50克、五灵脂15克、香附18克、甘草8克、薏苡仁35克、天花粉15克、野荞麦25克、三七8克、党参15克。10剂。

疗效： 后来患者断断续续来找我开药，我守上方坚持加减调理，患者至今已存活六年，家属反馈患者基本上一切正常，偶有头晕和下肢乏力等不适。

九、弟子莫昆贤治病经验

莫昆贤，男，广西体育医院医师。擅长运用针灸和手法治疗常见病，尤其是调理治疗小儿身高增长缓慢。

分享医案一例。

患者11岁，身高132厘米，予骨龄检测，示骨龄11.2岁，预测身高168厘米，述平常身体较好，身高增长较慢。

治疗方案： ①手法调整，重点点按后背、腿部穴位；②手法后针灸，穴位以脾胃经、肝经为主；③针灸后再艾灸，艾灸以肚脐为主；④外洗中药泡手脚。

疗效： 一星期一次，三个月为一疗程。期间小孩较为配合，积极进行体育锻炼，以跳跃性、伸展性运动为主，同时嘱其早睡早起，晚上十点半前入睡，并加强营养，保证充足的高蛋白食物。两疗程后，小孩增高10厘米，效果喜人，再重新检测骨龄，骨龄为11.6岁，预测身高175厘米。

十、弟子刘涌彪治病经验

刘涌彪，男，毕业于广西中医药大学本科。广西中医确有专长中医师，南宁中南医院副院长，香港整脊师工会永久荣誉会长。擅长运用针灸和手法治疗痛症和慢性病，如中风、高血压及糖尿病等。

现分享腰椎间盘突出症治疗医案一例。

患者韦女士，31岁。自述5天前无故出现腰部胀痛，伴双下肢后侧扯痛，时有麻木，且活动受限，平躺时加剧，双下肢觉无力、酸痛，时有头疼头晕现象，未做任何治疗。

既往史：心脏病封堵手术。

体格检查：腰部前屈80°、后仰5°、左旋15°、右旋15°，L2、L3、L4棘突及双侧横突压痛及叩击痛，直腿抬高试验（＋），4字试验（＋）。

诊断：腰椎间盘突出症。

治疗方案：针灸＋康复训练。①肌筋膜触发点，腰部多裂肌、背阔肌、竖背肌、臀中肌、臀小肌；② DNS核心稳定肌群训练；③腰椎牵引；④蟠龙针，加上委中穴、承山穴。

疗效：疼痛消失。

十一、弟子杨晓艳治病经验

杨晓艳，女，湖南人，中医康复理疗师，推拿师，健康管理师。广西中医药大学师承班学员，家族民间中医五代传承。擅长内科、儿科，擅用《象形经络》、耳医、艾灸、养身功、道家功法等调理脏腑疾病。可以调理胃病、便秘、腹痛、消化不良、感冒发热、失眠、颈肩痛、癌痛、腰椎间盘突出、坐骨神经痛、骨盆闭合等各种疑难杂症。

现分享失眠治疗医案一例。

张女士，65岁。主诉失眠3月。坐时心慌，睡不着觉。自觉"烧心"，腿发抖，要扶着墙才能自己走，非常痛苦。到医院检查又没有查出病因。

治疗：首先给其扎"留鬼路"（即印堂、少商和通里穴），并加安神、降火的穴位。再观察发现其咽喉部有痰，加用神门穴，患者气顺了一些。神门穴是打通咽喉上下重要通道的穴位，可疏通三焦，调节阴阳平衡。针后5分钟患者腿不抖了，拔针后即能坐起，也能自己走去上厕所了。之后一直睡了2个多小时。中午饭后又躺下睡觉，当天晚上吃了晚饭又接着睡，睡到第二天早上7点半。第二天病愈。一个月后随访，未复发。

十二、弟子朱世立治病经验

朱世立，男，中医执业助理医师，毕业于广西中医药大学，幼承庭训跟随父亲学习《易经》《中医》多年，对易经六爻、梅花易数、四柱、五运六气、子午流注、灵龟八法、飞腾八法等有一定的研究及临床运用经验，后又拜师吴曙粤教授门下学习针灸，研究《伤寒论》《金匮要略》，尽得其传。

现分享腰痛治疗医案一例。

患者谭某某，男，46岁。自诉无明显诱因出现腰痛7天，加重1天。长期久坐工作，一周前出现腰部疼痛，酸冷，到某诊所推拿按摩，未效，1天前加重。

诊刻：腰部隐隐作痛，局部发凉，直腿抬高试验（－），夜尿多，面色㿠白，肢冷，舌质淡，脉沉细无力。

中医诊断：肾阳虚，腰府失养。治宜补肝肾，强筋骨，予以补肾汤（补骨脂12克、当归10克、杜仲12克、续断12克、牛膝12克、小茴香5克、延胡索8克、狗脊10克、干姜6克、白术15克）5剂，水煎服，每日2服。

医嘱：禁食生冷，调情志。

疗效：一周后二诊，诉服药5剂后，腰痛消失，诸证好转。效不更方，再服3剂以期巩固，后随访一年未复发。

十三、弟子李浩治病经验

李浩，男，广西平南县人，内科临床执业医师，家传消融术治疗鼻炎、痔疮、慢性咽炎，在当地享有盛名。拜师吴曙粤教授修习中医，针灸、艾灸调理颇有经验，利用师传的道医针灸和西医相结合处理多种慢性疾病累获奇效。临床上多用中西医结合诊治各种难病。现介绍本人刺血治疗带状疱疹的经验。

（1）注射治疗。

配伍药物：利巴韦林注射液200毫克、利多卡因注射液2毫升、维生素B_1注射液2毫升、维生素B_{12}注射液2毫升、氯苯那敏注射液1毫升。

操作方法和注意点：①做好无菌操作，患处严格消毒；②以上溶液混合，皮下注射于病灶（真皮底与肌肉之间）；③用6号针头针刺病灶，穿过真皮层即可，多刺几针；④拔火罐放血；⑤刺破水泡；⑥涂京万红软膏。

适应证：①带状疱疹，仅需注射1次。②带状疱疹后遗症，需注射约3次，注意需伤口愈合后才能做第二次。

（2）口服药物：阿昔洛韦片、板蓝根片、龙胆泻肝片。

（3）外用药物：晚上涂炉甘石洗剂和季德蛇药片（配比为30毫升：6片），白天涂阿昔洛韦软膏。

十四、弟子谢远略治病经验

谢远略，男，中医助理医师，公众号"易笑堂中医"号主。临床精于中医内科、中医妇科、儿科及各种疑难杂症。开创儿童中药泡澡治疗发热、咳嗽、鼻炎的独特中医疗法，让孩童不需要口服中药，运用中药泡澡方式也能达到治疗目的。

现分享小儿咳嗽流涕治疗医案一例。

患儿男，一岁三个月余，（其母代诉）5天前因洗澡不注意着凉，开始出现流鼻涕、轻微咳嗽。带到镇上诊所就诊，给予小儿氨酚黄那敏颗粒、阿莫西林颗粒，服用3天效果不佳。后家长在药店自行购药服用后反而咳嗽加重、气喘，经朋友介绍到我处就诊。

查体：患儿鼻塞、气喘、咳嗽、咳黄痰，夜间加重，食欲减低，咽喉红肿，扁桃体Ⅱ度肿大，舌质微红，苔厚腻，属于太阳少阳合并病。

治疗：予柴胡桂枝汤加减。柴胡10克、黄芩10克、姜半夏10克、党参10克、生甘草10克、桔梗10克、薄荷10克、板蓝根10克、生姜10克、大枣10克、桂枝10克、白芍10克，3剂，3天煮水泡澡。

疗效：3天后患儿母亲反馈所有症状消失。

十五、弟子张娟治病经验

张娟（字师吴，号金针），女，中医助理医师。擅长中医方药、针刺、手法整脊、瑶医刮痧、瑶医拔罐、瑶医刺血、瑶医目诊等。可以调理颈痛、肩背痛、腰腿痛等痛症，以及慢病调理，如中风偏瘫后遗症、瘾症、癫狂等疑难杂证。得恩师传授鬼门十三针法。目前管理和经营广西居善堂健康产业公司和两家诊所。

现分享鬼门十三针五次治愈女子癫狂之癫证医案一例。

患者方某，女，33岁。初诊时，其脉弦紧，并非脉细微，舌质红而无苔，饮食索然无味，可食可不食，不知饥饱。食后胃胀、胃痛、两胁痛、肩胛痛、两腿发软无力。时而发抖，全身冷汗，语无伦次，时而清醒。

问诊其发病时间时，自诉在一个月前腹泻开始住院，期间不时发现这种症状，且越发严重，每晚噩梦惊醒，整夜无法安睡。医院检查是急性肠胃炎。当时考虑按常见胃痛、脾胃虚寒证给药。以"畏寒怕冷，神疲肢倦，手足不温，大便溏薄"辨证。治法：温中健脾，和胃止痛。开出处方黄芪建中汤加减。

但当时再观察方氏，看到其眼神涣散，无神，易惊恐。试问诊道："是否小时候受到过惊吓？"方氏瞬间眼圈一红点头："是！是！是！"一边说一边哽咽起来。我马上阻止她回答，安排施针。主穴：中脘、足三里、内关。配穴：关元、脾俞、胃俞等。加上艾法神阙、涌泉。半个小时后，针灸完，让她下理疗床时，她却说："我的腿动不了，软，全身酸痛，腿也痛。"一边说一边哽咽发抖，出冷汗，呼吸也不畅。当时在场的人员都吓坏了。问她男友："在家也这样吗？"回答："是的。每次似哭又哭不出来地哽咽着发抖，过一会就好了。"我让她男友回避一下，问方氏曾经受惊吓过程。她一边说一边哭，我拉住她的手，并按着两边合谷穴。她哭声越来越大，泪如雨下。我时时帮她擦泪，她毫无防备趴在我肩膀委屈地哭了大约一个小时，全身湿透……而后长出一口气，我安慰着让她放下所有过去，开始新的生活。因她衣服全湿了，我让她男友带着她去买新衣服。她的眼睛马上亮了起来，腿也慢慢恢复了知觉，由男友搀扶着离开了。

两日后复诊，诉腿软无力和似哭不哭的症状消失了，却时时眼睛无力睁开，晕晕乎乎，晚上噩梦还存在，胃还有胀。通过上次哭诉已确诊其并非胃痛，而是情志所伤的癫狂。癫症以精神抑郁、表情淡漠、沉默痴呆、语无伦次、静而少动为证机，因猝受惊恐、触动心火、上扰清窍、神明无由自主、神志逆乱而发为本病。经上辨证，为心脾两虚证。症状神思恍惚、魂梦颠倒、心悸易醒、善悲欲哭、肢体困乏、言语无序完全对症。

证机： 脾失健运，生化乏源，心神失养。

治法： 健脾养心，解郁安神。

方药： 养心汤合越鞠丸加减。

针法： 鬼门十三针前九针。

疗效： 方氏针完前九针后眼神马上明亮，精神抖擞。竟然不用男友扶起。三诊、四诊同上治法，症状逐渐消失。五诊后，临走时形如常人，精神焕发，活泼开朗了很多，笑容满面，气色红润起来，眼神已有光彩。不停地感谢后离开，现已能正常上班。

十六、弟子于海艳治病经验

于海艳，女，中医康复理疗师。现在南宁中南医院针灸科工作。广西中医药大学师承班学员。跟随师父学习，耳濡目染中医中药神奇疗效，感到中医的博大精深。

现分享中药＋针灸治疗面瘫医案一例。

患者梁某，女，43岁。左侧面部僵硬10天。自述10天前无故出现左侧面部僵硬，伴鼻唇沟平坦、口角下垂，在微笑或露齿动作时，口角下坠及面部歪斜较为明显。未做任何治疗。

初步诊断： 面瘫。

治疗方案： 中药＋针灸。

中药处方： 香附20克、黄芪20克、人参5克、石菖蒲7克、麦冬18克、郁金20克、瓜蒌15克、葛根20克、柏子仁10克、五味子9克、薤白10克、当归10克、丹参10克、甘草5克、全蝎3克、僵蚕9克、远志9克、地龙9克，7剂，水冲服。

针灸处方： 第一组：使用吴氏开阳针法及腹针。第二组：攒竹堂、患侧丝竹空透鱼腰、四白、地仓透颊车、双侧合谷、足三里、阳陵泉、丰隆。

疗效： 患者针灸后面部症状缓解，服中药一周后面部恢复正常。

十七、弟子张丽娜治病经验

张丽娜（字朴橐）女，南宗樵鹤派第一代弟子，浙江道教学院第一届毕业生，专业道医养生，现为浙江省道教学院老师。师从浙江道教学院副院长谢嗣尚。2021年再拜师吴曙粤门下学习中医。

现分享痛经针灸治疗医案一例。

常见穴位加特效穴治疗：外陵、子宫、气海、关元、三阴交。

疗效：本人有近十年的痛经病史，非原发性，为后天受寒凉所致。每逢经期临至，当天必无法起床，腹痛、腹胀、呕吐、腹泻、冷汗不断。饮食方面，除白粥外，无法进食有油盐等其他味道的食物，否则呕吐的概率很大。多年间曾尝试几种治疗及紧急止痛方法，收效均显微弱。看到定性穴在接诊过程中呈现的治疗效果后，于自身试用了检测痛经病症所需应用的穴位中的定性穴外陵穴，所采用方法为艾灸。艾灸前整个小腹胀痛，痛及后腰，除胸部以上，其他身体部位均冷痛异常，皮肤触及冰冷，无法安卧，亦无力起身。艾灸一侧外陵穴，约不足5分钟即有明显感觉，以神阙至中极为界限的艾灸侧小腹部，胀痛感明显减轻，遂换对侧外陵进行艾灸，亦收到了同等效果。艾灸约15分钟后小腹两侧已无明显胀痛，只余腹中一线胀痛感犹在，同时止住了冷汗，后又配合了其他四个常用穴进行了艾灸。30分钟后胃部以下及腿脚的冷痛感均明显缓解，并伴有回温。平时至少需要6小时才熬过的疼痛，此次身体快速在1小时内恢复至非痛经期的正常经期状态。可以起床轻微运动，并可以进食正常饭菜，无反胃情况。至今已一年有余，十几年的痛经再未犯过。

十八、弟子赵崇鑫治病经验

赵崇鑫（网名"晶至堂堂主"），中医公众号"晶至堂"号主。能熟练运用中医经方，精通中医五运六气，探讨破解了五运六气学说的千年疑难题——南北政问题。擅长五运六气口算法，通过推算出患者出生时的五运六气，结合当下所处的五运六气，从而推知患者的先天体质与时下气运的影响，再结合四诊，辨证论治，诊断和治疗更为精准。

现分享腹痛疑似肠梗阻治疗医案一例。

　　患者女，36岁。因前一晚吃了两片冰西瓜，睡至凌晨三四点开始少腹胀痛，拒按，轻微恶心欲呕，自按内外关、三阴交、足三里稍缓解，不久又胀痛难忍，偶尔肠鸣放屁后或大便后才舒畅一下，一会又疼。吃小柴胡参苓白术散、补中益气丸不解，又自行在肚皮擦风油精，吃保济丸，虽已大便但依然痛不解，于是来诊。

　　观患者人瘦肤紧面偏黑，数日前鼻塞虽好但仍有点鼻涕，脐周脐下两边偏紧，胀疼且拒按，左右脉寸关弦细缓，寸微稍浮，右关中下方、右尺沉入骨，重按弦缓稍涩，应指还算有力。舌边少苔，舌中间有薄白苔夹黄，大便不溏也不干，汗不多。又口算其出生时气运，生于丙寅年四之气，客气阳明燥金，三之运客运火不及则水胜。此金旺寒水旺，则其先天体质表偏闭，其皮肤瘦紧也对应得上。阳明金也偏收，而郁木。时下气运，丁酉三之气客气阳明燥金，三之运客运土不及木胜金复，夏行秋之金令，表之金收，郁木火于里。吃西瓜又凉里，使气火郁而难散，在里郁发而腹痛，等于使气更陷，类大下后引气与邪下陷于里，尺脉重按还算弦涩有力。

　　处方思路： 大黄可因势利导，通肝血活大肠，又清胃肠郁热，而桂枝又从肝脾通心包达表，姜枣温中解所郁之寒，白芍解痉滋津，清解所郁之热，类小大黄。故开桂枝加大黄汤（桂枝18克、白芍36克、生姜24克、炙甘草18克、大枣12个、生大黄18克），一剂而解。

　　疗效： 初服半个小时后痛减大半，二服好八成，晚上再服第三次已愈。第二天，反馈已一切如常。因其瘦弱，开当归建中汤加百合，一剂善后。

十九、弟子岑媚媚治病经验

　　岑媚媚，女，毕业于广西中医学院。中医助理执业医师。临床精于中医内科、中医妇科、儿科及各种疑难杂症。

　　现分享不孕症治疗医案一例。

患者韦女士，29岁。自诉备孕，脱发、手足冷2年，有1次流产史，备孕久怀不上，且脱发严重，腰膝酸软，气虚乏力，现月经量少，经期1周，有血块，舌质淡白，脉细，左寸关尺细弱。

分析：气血不足，肝肾阴虚，经络不通，瘀血阻滞。分析其五运六气：出生日期农历1990年四月初二，阳历1990年4月26日，金运太过年，主气少阴君火，客气厥阴风木；就诊日期示岁运太金，主气阳明燥金，客气少阳相火；艮卦体质。

诊断：不孕症（肝肾阴虚）。

中药：以滋阴为主，培养肝胆，补中—脾土—生金。药方：熟地黄30克、党参30克、黄芪30克、仙鹤草60克、鸡血藤30克、生地6克、北沙参30克、麦冬18克、丹参10克、盐牛膝30克、北柴胡6克、大枣10克，7剂，水冲服。

针灸：使用吴氏开阳针法再加上针刺会阴穴（不留针），腹针，脐针。八卦顺序：坎位—震位—巽位—坤位，足三里留针。

疗效：针后手足冰冷感减轻。

二十、弟子唐宁治病经验

唐宁，女，黑龙江人，中医康复理疗师，推拿师，现就职于南宁中南医院针灸科。广西中医药大学师承班学员。擅长刮痧、拔罐、推拿。

现分享颈椎病治疗医案一例。

患者于女士，47岁。自诉不定时眩晕恶心。

既往史：眩晕，颈椎病，血压高。

治疗方案：针灸＋颈椎正骨术。针灸印堂、三角明、三肩、腕顺三、手三火、侧三、侧下三里、门金，颈椎手法正骨。

疗效：患者自诉颈椎僵硬缓解了，胃部舒服了，不恶心不眩晕了，症状明显改善。

二十一、弟子赵维青治病经验

赵维青，中医助理执业医师，现就职于广西天等县妇幼保健院。擅长运用董氏奇穴针灸、刺络放血疗法、壮医药线点灸及凭脉用针、凭脉用药结合治疗痛症、常见病及慢性疾病。

现分享董氏奇穴针灸助产医案一例。

赵某，27岁，初产妇，因"孕9月余，自觉胎动减少2天，胎膜早破"而到广西天等县妇幼保健院产科待产。入院当日5时自然破膜，羊水清，量约30毫升。因"胎膜早破"，于11时行OCT加引产术，12时出现规律宫缩，16时50分宫口开大3厘米，头先露，请中医科医师会诊协助助产。

予针刺双侧手阳明大肠经的合谷穴，足太阴脾经的三阴交穴，董氏奇穴的火硬穴、火主穴、火包穴，经针刺20分钟后宫口开全，枕左前位，予气囊仿生助产并指导产妇屏气用力，并顺利分娩出一成熟男婴，无胎儿窘迫史，视羊水清，量约300毫升，检查产妇宫颈完整，阴道壁无血肿，会阴侧切予美容缝合，产时出血约120毫升，产后血压121/73毫米汞柱。

产妇产后无头晕、眼花、口渴及肛门坠胀感等不适。新生儿情况：出生时Apgar评分10-10-10分。查体：体重3000克，哭声响亮，外观无畸形，肤色红润，腹软，心肺听诊未见明显异常，肝脾触诊满意，四肢肌张力好，活动正常，骨连接未见异常，各原始反射存在。

个人经验：以董氏奇穴火硬穴、火主穴、火包穴及十二正经穴位的合谷穴、三阴交穴针刺催产及助产，在广西天等县妇幼保健院已经进行数十例，在缩短产程、分娩镇痛方面，效果非常显著。在临床运用中我们还发现，如果不进行针刺而选用以上穴位进行手法按摩，也能达到非常好的效果。而无痛分娩时，在麻醉药的作用下，针刺疗法所起的作用并不显著。董氏奇穴的火硬穴、火主穴两穴的倒马针法加上火包穴是治疗难产、协助顺产的要穴。合谷为手阳明经原穴，属气；三阴交为足三阴经交会穴，属血。补合谷泻三阴交可以补气调血从而治疗滞产。

二十二、弟子戴天铎治病经验

戴天铎，男，江西余干人。现为南宁中南医院注册中医执业医师。临床精于中医内科、中医妇科、儿科及各种疑难杂症。在师父指导下举办了第一届喜郎中炁流经方培训班，获得一致好评。

分享医案一例。

患者王女士，34岁。自诉右下腹部刺痛4个多月。

现病史：患者4月前无明显诱因出现右下腹痛，疼痛时作，刺痛为主。患者面部表情痛苦状，自诉腹胀，腹部有凉风往外冒，艾灸会减轻，疼痛时会恶心，总想拉大便的感觉。平时喝水并不太多，喜欢喝滚烫开水，会感觉疼痛减轻。吃生冷的食物疼痛会加重，受寒了也会加重，喝水多就大便稀，肚子里肠鸣多。吃饭胃口不好（疼痛时），腹痛时小便频急灼热，腹不疼时小便正常，有夜尿1~2次。经期腹痛10年余，经行时间退后有2年多。

刻诊：汗多，一动就出汗。白带多，时褐色时透明。月经周期28天，经期7~9天，量少，褐色，少量血块，经期腹痛与平常无异，小腹凉坠胀。睡眠差，梦多。

查体：脉浮弦滑。舌淡紫红嫩，苔薄白腻舌尖红点，中间微剥苔。下睑暗红、鼻柱青筋、面部黄褐色斑、面容苦楚。右下腹压痛敏感。下肢袜痕、血络，小腿处皮肤粗糙。手心有汗还发凉。

辨证：太阳太阴阳明合病。

处方：温经汤合大黄牡丹汤加减。吴茱萸18克、生姜12克、半夏24克、桂枝12克、芍药12克、当归12克、川芎12克、人参12克、甘草12克、牡丹皮12克、大黄18克、桃仁24克、冬瓜子24克。

疗效：服药后腹痛明显减轻。

二十三、弟子黄丽君治病经验

黄丽君，女，广西中医药大学国际教育学院传统中医班香港籍学员。

分享放血疗法＋中医外洗治疗皮疹医案一例。

男患儿，8个月，皮疹反复发作3个月。

证型：血燥。

针灸：通虚穴、血海穴针刺，耳尖穴、少商穴点刺出血。

处方：百部20克、苦参20克、地榆20克、黄柏20克、夏枯草20克、炒苍耳子20克、甘草15克、大黄15克、白芷15克、大腹皮10克、枳壳10克、桂枝10克，7剂，外用冲洗，每天2次。

同时，留意到患儿有枕秃现象，是缺钙的表现，就叮嘱家属帮患儿打维生素 D_2 针。这样可以提前预防小儿在断奶后形成易感冒体质。

疗效：一周后二诊，患儿皮疹已经基本康复。效不更方，原方去黄柏、大黄、夏枯草，加党参20克、黄芪20克、白芍20克，7剂，外洗，每天2次。

二十四、弟子赵丽丽治病经验

赵丽丽，道名朴桢，南宗樵鹤派皈依弟子，毕业于浙江道教学院乙未科道医专业。现为浙江省道教学院老师。广西中医药大学师承班学员。

分享医案一例。

患者高某，男，23岁。患者感头痛、发热、微汗、恶风、脉浮、二便无不利，诊感冒初期太阳中风证。一日后误吃风热感冒药，症状加重，头晕、乏力、咽痒、咳嗽、食不下、大便溏稀。

诊断：太阳太阴合病。

针灸处方：先以太阳解表风府、风门、大椎、液门，又针列缺、照海、尺泽、中脘、脾俞、足三里以解太阴证。

二诊：一天后二诊。患者头痛、恶风、发热、胃纳差、大便溏稀减轻。咳嗽依旧。

针灸处方：减风府、风门、大椎，加太渊、肝俞穴治疗。

三诊：五天后三诊。患者咳嗽减轻，基本已愈。

针灸处方：列缺、偏历、阴陵泉、三阴交、足三里穴巩固。

二十五、弟子李玭治病经验

李玭，道名法月，女，杏林世家自幼蒙熏，广西中医药大学师承班学员。道家六壬仙教天医，净明宗坛弟子，对道家养生功、祝由十三科、混天脏腑推拿、天医无药疗法方面颇有心得。

分享医案一例。

患者孟某，4岁女孩。家长述孩子一夜之间患麦粒肿，左眼下眼睑出现红肿硬结如黄豆大，脉数而无力，舌淡有齿痕，小便黄。问诊小孩饮食习惯，家长诉一天三餐外还早晚各让孩子饮用250毫升热牛奶。

治疗方法：①在背部身柱穴刮痧30次（孩童耐受力有限，不管出痧与否都以轻刮30次为限）；②扎双手四缝穴；③用最小型号针灸针的针尖点刺足背内庭穴；④嘱咐家长减少孩童饮奶量，睡前不喝牛奶。

治疗思路：麦粒肿中医称为"土疳""针眼"等，倘胞睑焮红肿痛，也列为"眼丹"范畴。初起有眼睑痒、胀等不适感觉，之后以疼痛为主。本病为过食辛辣炙煿厚腻之品，以致脾胃积热，升扰于目，亦有胞睑受损，风邪热毒乘虚而入发病，四缝穴刺血为治疗小儿疳积常用之法。若有畏寒发热，脸肿痒痛，苔薄白、脉浮数，症属风热袭表，用疏风清热法。于是我采用了在身柱穴及周围刮痧，身柱穴主治身热、疔疮、小儿风痫等，小儿风痫也因乳养失宜而脾胃不和。既是脾胃湿热急症所起，配合点刺内庭穴泄热。

疗效： 第二天早上家长发来感谢的信息，孩子眼睑红肿块已经完全消失，称同班有小朋友半个月前也有患麦粒肿的症状，吃了7天中药才痊愈，对于此次不需服药就能治愈的疗法表示满意。考虑到孩童在幼儿园可能会有其他细菌接触性感染，嘱家长注意孩童手、眼卫生监督。

二十六、弟子梁洁治病经验

梁洁，女，毕业于广西中医药大学，广西中医药大学第一附属医院仁爱分院执业中医医师。擅长运用针药结合治疗中风后遗症、眩晕、失眠、脾胃病、风湿痛症等常见疾病。

分享电针治疗中风后偏瘫案例。

患者李某，女，60岁。自诉两个月前住院诊断为缺血性中风后现觉左侧半身偏瘫，左侧面部僵硬，左侧肢体活动不利，手指和脚趾有麻木感，易头晕乏力，睡眠欠佳，遂来就诊。

查体： 左侧肢体屈伸不利，面色暗沉，唇瘀，舌质瘀暗，苔薄，白腻边，齿痕，脉沉细。

西医诊断： 中风后遗症。

中医诊断： 中风病的中经络；虚劳证（气血亏虚）。

针刺选穴： 以左侧取穴为主，风池、肩髃、合谷、曲池、环跳、足三里、阳陵泉、三阴交、太冲穴。行针后加以电针（连续波）加强刺激作用。

疗效： 予以针刺8次后患者自诉症状基本消失，痊愈。三个月后随访未见不适，嘱注意休息和改变不良生活方式，避免再次中风。

219

案例分析：中风病的主要病机在于平素气血亏损，脏腑阴阳失调，以致气血运行阻滞，经络失于濡养，从而形成阴阳互不维系的证候引起中风，辨证为中经络。针灸治疗用调和阴阳及脏腑功能取穴法"合治内腑"，阳明经多气多血，取以手阳明经肩髃、原穴合谷、合穴曲池、足阳明经合穴足三里、手少阳阳维之会风池、足少阳经环跳、合穴阳陵泉、足三阴交会穴三阴交、足厥阴腧穴太冲，合谷＋太冲乃为四关穴，取其醒脑开窍、行气活血之功，从而促进患者的功能康复。

二十七、弟子李素霞治病经验

李素霞，女，广西中医药大学国际教育学院传统中医班香港籍学员。

分享医案如下。

患者罗某某，男，37岁。自述血糖高已有5年之久，一直吃西药的降糖药。最近1年，服药后有头晕、头胀、想呕的症状。就诊时血糖值餐前为13.5，餐后为17.6。

刻诊：腹部满，舌质红苔中剥落，脉数。

诊断：胃火炽盛。

中药处方：知母30克、黄连9克、甘草15克、石榴皮15克、桑叶30克、石膏90克、干姜9克、人参5克、山药15克、大黄15克、姜厚朴15克、麸炒枳实15克。

针灸处方：针阵＋腹针＋曲池＋足三里＋太溪。

二诊：一周后二诊。患者自述服上药后精神状态有好转，眼睛视物更清晰。并带来自测血糖数据，餐前9.6、餐后12。嘱继续服用初诊方7付，一周后复诊。

三诊：二周后三诊。患者带来医院测量血糖数据，餐前5.5、餐后6.2。患者表示很开心，嘱其继续观察病情并再服用中药巩固治疗。

二十八、弟子伏海权治病经验

伏海权，中医助理医师，现就职于南宁市第一人民医院承办的南湖社区卫生服务中心。擅长运用针灸结合中药汤剂治疗痛风、痛经、腰椎间盘突出症等各种痛症，以及乳腺增生、月经不调、中风偏瘫等诸多疑难病症。

现分享严重性膝盖肿痛治疗医案一例。

患者女，82岁。主诉膝盖肿痛，后侧痛甚，无法站立，坐着也痛，家人给扎针无效，遂来诊。

针灸处方：内关、心门、后溪，束骨，正筋正宗五针，患部刺血。痛减轻八成，仅后部筋拉扯痛、脚跟着地痛，可稍微站立搀扶走十余米。

中药处方：（师父开方）黄芪240克、酸枣仁60克、山萸肉30克、山楂30克、薏苡仁60克、白术60克、茯苓60克。1剂，煎成一碗，睡觉前顿服。

疗效：第二天复诊，膝盖水肿消退六成，针方不变连续三天后，水肿全消，疼痛完全治愈。至今回访未复发。

注：由于篇幅有限，本书只收录了28位弟子每人一个医案，尚有其他弟子的治病医案未能列入本书，现列出他们姓名如下：刘嘉淇（北京中医药大学本科2019级学生）、韦勇（广西贵港市）、黎小花（广西柳州市）、周霭彤（广西中医药大学本科香港2019级学生）、蒋家桦（广西中医药大学本科2020级香港学生）、韦姗宏（广西凭祥市）、王展亮（广东深圳市）、侯宏宾（广西梧州市）、韦少华（广西上林县）、黎珂燕（广西贵港市）、阙铭江（广西博白县）、阙麓真（广西博白县）、李乔（广西南宁市）、李育民（广东深圳市）、钟宇（广西桂平市）、蒋晓艳（广西桂林市）。